U0219950

Change in Psychotherapy:
A Unifying Paradigm

心理治疗中的改变

——一个整合的范式

【美】波士顿变化过程研究小组　编著

邢晓春　杨瑞凤　译

李孟潮　审校

中国轻工业出版社

图书在版编目（CIP）数据

心理治疗中的改变：一个整合的范式／（美）波士顿
变化过程研究小组著；邢晓春等译. —北京：中国轻工
业出版社，2014.12（2021.12重印）

ISBN 978-7-5019-9937-8

Ⅰ. ①心…　Ⅱ. ①波… ②邢…　Ⅲ. ①精神疗法
Ⅳ. ①R749.055

中国版本图书馆CIP数据核字（2014）第227130号

版权声明

总 策 划：石　铁

策划编辑：阎　兰　　　　　　　责任终审：杜文勇

责任编辑：阎　兰　　　　　　　责任监印：刘志颖

出版发行：中国轻工业出版社（北京东长安街6号，邮编：100740）

印　　刷：三河市鑫金马印装有限公司

经　　销：各地新华书店

版　　次：2021年12月第1版第3次印刷

开　　本：710×1000　1/16　印张：16.25

字　　数：177千字

书　　号：ISBN 978-7-5019-9937-8　定价：42.00元

著作权合同登记　图字：01-2013-4553

读者热线：010-65181109，65262933

发行电话：010-85119832　传真：010-85113293

网　　址：http://www.chlip.com.cn　http://www.wqedu.com

电子信箱：1012305542@qq.com

如发现图书残缺请拨打读者热线联系调换

141316Y2X101ZYW

波士顿变化过程研究小组的成员

纳迪娅·布莱希维勒 – 斯特恩（Nadia Bruschweiler-Stern），医学博士，

卡伦·里昂 – 鲁斯（Karlen Lyons-Ruth），哲学博士，

亚历山大·C.摩根（Alexander C. Morgan），医学博士，

杰里米·P.内厄姆（Jeremy P. Nahum），医学博士，

路易斯·W.桑德（Louis W. Sander），医学博士，

丹尼尔·N.斯特恩（Daniel N.Stern），哲学博士 *

---

* 直到 2002 年 6 月，亚历山大·M.哈里森（Alexandra M. Harrison）（医学博士）与爱德华·Z.乔尼克（Edward Z. Tronick）（哲学博士）都是小组成员。他们对本书的第 1、2、4 章和第 5 章的第一部分做出了贡献。

南嘉—万千心理先锋译丛总序

《南嘉—万千心理先锋译丛》是南嘉心理学出版基金与万千心理图书的合作出版项目。它以国际临床心理学前瞻性研究与发展相关的专业图书的翻译出版为途径，促进国内临床心理学发展与国际临床心理学发展的接轨。它是一项推进中国临床心理治疗与咨询健康发展的计划。译丛选材主要涉及当代国际精神分析与人本—体验心理疗法等前瞻性研究的经典著作。

"万千心理"于1998年即开始专心致力于专业临床心理学图书的出版策划。虽然市场变化起伏，但她十几年如一日地坚持着最初的专业心理学图书的出版策划宗旨；目前已成为中国心理学界颇具认可度和信任度的专业图书出版标志。近十几年来，国内心理学专业学生、心理咨询师、临床心理学家、精神科医生、社会工作者等阅读学习的专业性书籍，相当大的一部分来自万千心理默默无闻持续耕耘所出版策划的优秀图书。我自接触"万千心理"的第一本专业书籍起，即开始关注和购买"万千心理"的图书，并以作为自己专业学习的资料，同时也推荐给同仁和学生。

南嘉心理学出版基金的建立，是基于南嘉心理咨询中心的赞助。而设立南嘉心理学出版基金的初心源于我在心理咨询界十多年的阅读积累和从业经验及我对相关社会实践的反思。20世纪90年代，专业心理学图书远没有今天这么丰富，几乎可以说是很贫乏。由此，我们不得不要么托人从台湾地区购买汉译本，要么从海外购买外文版。当时如果能够拿到几本，真的如获至宝。当时许多国外优质的心理专业图书很难获得。随着引进一些国际心理学培训创办南嘉心理咨询中心，我与一些任教的国内外讲师在专业心理学的教学中，意识到专业心理学书籍对学生学习的必要性和重要性，此后即将这一想法隐隐记挂心头。

"念念不忘，必有回响"，事情的成就或许就在于念念不忘，众多因缘一旦和合，便有回响。2008 年，我因协助我的老师——英国 Campbell Purton 博士的《聚焦取向心理治疗》一书的翻译出版，而与"万千心理"的编辑结缘。之后在其他专业心理学图书的翻译出版上则与万千心理有了更进一步的合作。在此过程中，我感受到"万千心理"的石铁总策划及其编辑团队，是真正忠实于专业心理学图书出版策划的专业性团队，而并非市场上某些只注重效益和个人目标的出版商。这些共同构成了《南嘉—万千心理先锋译丛》的重要基础。

同时，我也注意到由于目前国内纸质图书出版相对不景气，在引进及出版国外一些临床心理学专业的前沿性图书的过程中，常存在一定的谨慎及滞后，这影响了国内临床心理学界与国际临床心理学界在发展上的接轨。在此背景下，我和家人商量后，即发心成立了南嘉心理学出版基金，以赞助国际临床心理学前瞻性研究与发展相关的专业图书的翻译出版。此后，由"万千心理"的阎兰编辑策划，经与石铁总策划等一起确定了《南嘉—万千心理先锋译丛》项目的计划。目前确定出版的有关于精神分析与人本疗法研究的前沿性及代表性的经典作品《心理治疗中的转变：一个整合的范式》《母婴关系与咨访关系中的主体间形式》（暂定名）《体验的世界》（暂定名）等等。未来双方将持续该出版项目。

赞助专业图书的出版自然会有一些代价。有朋友说，你们应该先搞些"心灵鸡汤"，挣一大笔钱，然后再做专业心理学。我的想法却并非如此，正如昂山素季曾说，"你真的不能把手段与目的截然分开"。我觉得中国临床心理学专业以及图书的发展，是需要持续坚持其专业性的。如果我们开始就为了某些目标而走偏了，以为获利后可以"从良"，但这有可能让中国临床心理学专业及其图书的出版误入歧途。正如佛学的哲理所说，饿鬼道的心态和手段，不会得到天道的结果。而天道的福果，也只有以天道的心态和方式手段才可能实现。既然有理想，就要有所坚持。又有朋友说，这不是个人的事情，是社会的事情。我也觉得并非如此，所谓"社会"也即是由我们每个人组成的共业群体，如果作为个人不能投入到对社会的积极贡献中去——尽管这种贡献是十分微弱且可以忽略不计的——而说这是社会的事情，其实是在将自己隔离于社会之外。特蕾莎修女说，"无论如何，总还是要建设"。在人，即活世上百年也终归于尘土；在世，或许需要对社会真正有所贡献——即使是很小的。我们希望对社会的一个很小的专业领域有所贡献，《南嘉—万千心理先锋译丛》项目就是在这一理想下确定并进行的。此先锋译丛希望以南嘉与万千心理结合而尽绵薄之力，对国内临床心理学的发展起到一定的促进和推动作用，并且拓宽国内心理学工作者的国际发展视野。同时，我也希望心理学界的老师、同道们，能够支持先锋译丛的这一理想。如果你们也有意愿并且能够加入进来，推荐、阅读，甚至参与翻译等，那将是我们的荣幸。

徐钧　于南嘉心理咨询中心

2014 年 1 月 1 日

序

《心理治疗中的转变》是美国波士顿变化过程研究小组（以下简称"波士顿小组"）2012 年出版的临床心理学著作，它集结了波士顿小组从建立至今发表的最重要的临床心理治疗文献。

波士顿小组，源自 1994 年在美国进行的一次多学科的临床工作坊。那次工作坊后，著名的发展心理学家丹尼尔·斯特恩等人于 1995 年在美国波士顿地区组建了这一跨学科研究的强大团队。在当代精神分析、心理咨询方面它作为全球前瞻性研究的专家团队，整合了来自发展心理学、精神分析、脑科学、生物学等各学科的著名学者和资源，将母婴关系及婴儿的心理发展，与精神分析中咨访关系的动态变化过程进行联接和比较，并就心理治疗师本身的主观性对治疗过程的影响进行了大量研究，其成果在很大程度上启示了未来精神分析、心理治疗的发展重点和方向。2004 年，波士顿小组出版了《母婴关系与咨访关系中的主体间形式》，2012 年则集结该团队的重要论文出版了《心理治疗中的转变》。

《心理治疗中的转变》以一种整合的模型阐述了全新的临床心理治疗与心理咨询的视角。这一模型相当大的一部分基于认知科学与依恋理论，对临床的各种症状进行了阐述，并且对临床心理治疗的动态互动过程进行了清晰的描述与阐明。从陈述性知识、程序性知识、内隐关系知晓、共享内隐关系知晓的个体生命体验建构模型（这对熟悉认知心理学的人来说应该是十分耳熟的名词）到临床心理治疗中的"当下时刻"、"现在时刻"、"相遇时刻"等概念都被清晰地阐述出来。波士顿小组的一些概念本身是十分具有挑战性的，例如内隐关系模型的说法对精神分析潜意识概念的挑战，使得一些精神分析家与波士顿小组的精神分析家多有研讨和论战。但无论如何，这些无疑都促进了精神分析，乃至整个心理治疗和咨询能够有机会站在十分不同的角度，返身检视自身概念内涵的时代性和有效性。这无疑会给未来的心理治疗与咨询的发展带来颇具改革性的冲击，并将成为某些理论的奠基。而波士顿小组所提出的"临床的相遇时刻"，以及这一概念对人类心理体验的贡献也从临床心理治疗和哲学两个角度，让我们再次深思马丁·布伯的"我与你的相遇"对于人类生命的重要性，由此也呼应了罗杰斯人本主义心理疗法的人性关怀。

2008年我与一些国外心理学家接触的时候，听到他们谈及斯特恩和波士顿小组的一些工作。从那时，我开始关注波士顿小组的研究与发展，同时发现了波士顿小组为自己建立的英语网站，在那里有他们发布的研究论文和成果，其上面也不乏福纳吉等名家的论文。当我2011年去美国加州参加第23届全球聚焦大会时，遇见了波士顿小组发表临床心理治疗研究演讲的学者，觉得这些研究及其成果十分有价值和意义。在我的临床心理咨询和精神分析过程中，由这些理念获得的领悟，也给自己的临床工作带来不少提升和增进。之后我即开始发心支持翻译和出版波士顿小组及其他相关国外前沿研究的作品。

我极力推荐精神科医生、心理治疗师、心理咨询师、心理学研究生等，能够抽出时间来阅读此书，了解目前国际上相关专业的前沿性发展，并能够将这些整合到自己的工作中去，提高自己的专业能力，扩展自己对人类心灵的视野。

徐钧

南嘉心理咨询中心

2013年12月28日

前 言

工作背景

波士顿变化过程研究小组的起源

1994 年，波士顿变化过程研究小组（Boston Change Process Study Group - BCPSG）成立了。它最初由八位不同领域的学者组成，其中五位是精神分析师 [亚历山大·C.摩根（Alexander C. Morgan）、杰里米·P.内厄姆（Jeremy P. Nahum）、路易斯·W.桑德（Louis W. Sander）、丹尼尔·N.斯特恩（Daniel N. Stern）、以及初创时期的成员亚历山大·M.哈里森（Alexandra M. Harrison）]。这五位中有两位（桑德和斯特恩）是精神分析取向婴儿研究学者的领导人物，他们各自对这一领域做出了持续的、重要的、原创性的贡献。桑德带来了有关生物系统的深奥知识。丹尼尔·斯特恩曾经率先使用微观分析（microanalytic）的方法对母婴互动进行描述。还有两位成员则是发展心理学研究者 [卡伦·里昂–鲁斯（Karlen Lyons-Ruth）、以及早期成员爱德华·Z.乔尼克（Edward Z. Tronick）]，他们为婴儿期依恋及情感过程等方面的发展心理学文献带来了重要的洞见，他们对精神分析取向的治疗过程也很感兴趣。还有一位成员 [纳迪娅·布莱希维勒–斯特恩（Nadia Bruschweiler-Stern）] 是育儿发展领域的儿科医生和儿童精神病学家，参与婴儿–父母互动和依恋的早期过程研究。尽管小组中几位全职执业的精神分析师（摩根、内厄姆和早期成员哈里森）后来才认识到，在心理动力学取向治疗的理论和实践中，对近期婴儿研究成果进行研讨具有潜在价值，但幸运的共同的信念最终还是使他们走到一起——早期心理发展研究对精神分析而言会是一种丰富而独特的资源，会对精神分析的发展做出不可估量的贡献。

波士顿在心理发展思想方面的历史由来已久。正是在此地，1954年，第一个关于婴儿发展的纵向研究项目：由路易斯·桑德主持的波士顿大学纵向研究项目（BU Longitudinal Project）得以开展。在这个研究之后不久，仍然是在波士顿，T·贝里·布瑞兹顿（T. Berry Brazelton）开始了对新生儿的能力以及母婴交流的研究，并且开始了和丹尼尔·斯特恩及玛格丽特·马勒（Margaret Mahler）的对话。在哈佛大学心理系，布瑞兹顿、里昂-鲁斯和乔尼克也开始在杰洛姆·布鲁纳（Jerome Bruner）实验室里展开对婴儿情感发展的研究。所有这些研究都得以迅速发展，但却没有在精神分析界引起很多关注。然而，从整体来看，它们仍为我们小组的出现创造了接纳新思想的氛围。

到20世纪70年代早期，探索婴儿情感和精神发展过程的研究成果激增，便携式录像和功能更强大的计算机等新技术使这些研究如虎添翼。研究成果的大量涌现呈现出现有精神分析发展理论与新发现之间的不一致。这些不一致吸引我们试图在新兴的发展心理学知识与精神分析理论之间建立更多的一致性。这些令人兴奋的研究成果在整个精神分析圈子里几乎没有获得认同。尽管如此，也有个别例外。在波士顿精神分析协会（Boston Psychoanalytic Society），杰拉尔德·斯特切勒（Gerald Stechler）开设了精彩的指导课，塞缪尔·卡普兰（Samuel Kaplan）和维吉尼亚·迪莫斯（Virginia Demos）也是指导教师。另外一位精神分析师李希登堡（Lichtenberg）于1983年出版了他的著作。1988年，内厄姆在波士顿精神分析协会与摩根共同创办了婴儿研究工作坊（Infant Research Workshop）。之后不久，里昂-鲁斯以及乔尼克和哈里森也参加了这一小组。

当丹尼尔·斯特恩和纳迪娅·布莱希维勒-斯特恩于1994年来波士顿度年假时，他们决定要建立一个小组，以便进一步探索将婴儿研究所获得的洞见带入精神分析的过程这一思考是否有效。这个小组（布莱希维勒-斯特恩、哈里森、里昂-鲁斯、摩根、内厄姆、桑德、斯特恩和乔尼克）就是波士顿变化过程研究小组。显而易见，小组必须是小规模的，因为当时我们感到有必要思考时时刻刻（moment-to-moment）层面的临床过程，尤其要将治疗师的主观体验纳入其中。由于小组的许多成员都参与过对母婴互动录像的研究，所以我们想在我们思索临床过程的同时，捕捉同样丰富的、时时刻刻的细节。精神分析的督导过程就是始终与督导师在一起，跟随上述过程正是它的一种变化形式。虽然有这样的说法，即据说人们没有告诉督导师的那些东西，无论是什么，恰好就是治疗中真正发生的。但是，我们想要建立某种水平的信任，足以鼓励对精神分析治疗中时时刻刻的交流进行坦诚的探索。这种真实性，需要彼此之间感到某种程度的舒适、友好，以及相互的安全感，那么只有在一个小规模的、更为亲密的设置中，这些感受才能得以激发和增长。将发展心理学研究、生物系统论和情感神经科学（affective neuroscience）结合起来、使之与临床过程产生相关性，整个过程中我们都因此而兴奋不已，这一热情引导并启发着我们。

思想背景

在精神分析思想中的历史脉络

关于心理治疗的改变，有众多线索或思路，我们的工作就是基于这个背景而展开的。这些线索或思路是：（a）一人心理学（one-person psychology）向两人心理学（two-person psychology）的转变；（b）发展心理学研究的作用；（c）对互动交流中的主体间性（intersubjectivity）的理解；（d）内隐交流（implicit communication）的重要性，及其与外显的（explicit）、基于语言的交流的区别；（e）动力性系统思想（dynamic systems thinking）的贡献；以及（f）意图作为互动交流（interactive exchange）的主要调节者所发挥的作用。另外，我们有充分的理由推测，这种模式将与诸如当代神经科学、脑成像研究、以及其他领域中正在涌现的新发现具有一致性。

从一人心理学向两人心理学的转变

由阿诺德·库伯（Arnold Cooper）提出的"静默的变革"（quiet revolution）

这一术语，恰当地描述了从一人心理学向两人心理学转变的重要意义。弗洛伊德最初的"创伤"理论，是从两人心理学的视角开始其理论建构的，他将其病人的症状群视作别人对病人的影响，而治愈则被视作分析师对病人的影响。后来，他放弃了这一观点，转而用"原初幻想"（originary fantasy）理论取而代之，认为这些症状是内在心理幻想的结果。于是，一人心理学理论占据了主导地位。

弗洛伊德和他的许多同道展开多次讨论，尤其是他与桑多尔·费伦齐（Sandor Ferenczi）重点展开的关于移情和反移情的讨论，再次使两人心理学成为中心议题。然而，这又为"野蛮分析"（wild analysis）以及治疗中被治疗师滥用的影响力打开了方便之门。为了应对这一倾向，弗洛伊德力图保护这一新生的领域，当然也是为了保护病人和分析师。1914～1916年——这也是弗洛伊德关于治疗技术的创新性论文不断涌现的时期——他又试图通过建立精神分析的技术和规范，尤其是强调分析师中立的重要性，将钟摆拉回到一人心理学。

20世纪四五十年代的一些运动开始将钟摆推回两人心理学的观点。英国客体关系（object-relations）学派的学者，包括温尼科特（Winnicott）、费尔贝恩（Fairbairn）、冈特里普（Guntrip），还有克莱茵（Klein），开始采用略微不同的视角，他们将分析师放在一个新的位置，分析师不再仅仅作为病人驱力的客体、作为满足病人的工具而存在。病人与分析师（客体）的关系本身成为治愈的全部条件。

在美国，沙利文人际学派（Sullivanian Interpersonal School）以及埃德加·莱文森（Edgar Levinson）加强了对于治疗性相遇（encounter）的互动本质的关注。他们的信徒［斯蒂芬·米切尔（Stephen Mitchell）、杰伊·格林伯格（Jay Greenberg）、路易斯·阿伦（Lewis Aron）、欧文·霍夫曼（Irwin Hoffman）、菲利普·布隆伯格（Philip Bromberg）、多尼尔·斯特恩（Donnel Stern）、达琳·埃伦伯格（Darlene Ehrenberg）、杰西卡·本杰明（Jessica Benjamin）、以及一些其他学者］使情形进一步推向两人心理学的观点，这场变革后来被称为关系学派（Relational School）运动。

以略微不同的风格，海因兹·科胡特（Heinz Kohut）和他的追随者们强调分析师的现实感对病人所发挥的作用，而非人际关系的意义。其他一些学者，如托马斯·奥格登（Thomas Ogden）、帕特里克·凯斯门特（Patrick Casement）、詹姆斯·麦克劳克林（James McLaughlin）和欧文·莱尼克（Owen Renik）则强调心理治疗的双人互动本质。

这些运动的一个附加的方面是，诊疗室中发生的一切所具有的"此时此地"的特性越来越被关注。严格的精神分析以外的理论，例如格式塔心理学（gestalt psychology），长期以来一直十分关注的治疗性体验的即时性，就是"此时此地"。

发展心理学研究的作用

从 20 世纪 50 年代起，精神分析出现的另一个范式转变就是在思考与病人的互动方面，发展心理学研究开始发挥越来越重要的作用。约翰·鲍尔比（John Bowlby）的观察工作，强调在父母与孩子之间所发生事件的实际情况的重要意义，并将他们的实际关系放在了最重要的位置。此后，受精神分析启发的发展心理学研究学者，如桑德勒（Sander）、杰拉尔德·斯特切勒、丹尼尔·N.斯特恩、里昂 – 鲁斯、比阿特丽斯·毕比（Beatrice Beebe）、T·贝里·布瑞兹顿、罗伯特·爱姆德（Robert Emde）、乔尼克、以及其他一些学者，都对精神分析思想，尤其是波士顿变化过程研究小组的观点产生了重要影响。

动力性系统思想的贡献

从一开始，动力性系统论（dynamic systems theory – DST）（Esther Thelen 和 Linda Smith）就深刻地启发了波士顿变化过程研究小组，因为我们将治疗师 – 病人这一关系以及他们身处其中的各种状态视作一个动力性系统，它依据动力性系统论的原则发生变化。

对互动交流中的主体间性的理解

上述一些研究者都强调心理发展过程中的主体间性和互动性，其中重要的人物是考尔温·赛瓦森（Colwyn Trevarthen）。心理发展研究的这一关注点就临床思考而言，与前面提到的关系学派成员以及罗伯特·斯特楼罗、比阿特丽斯·毕比、弗兰克·拉赫曼（Frank Lachmann）、斯蒂芬·克诺布罗赫（Steven Knoblauch）及其他学者是相应的，因为关于主体间性的理念是治疗性互动思想的一部分。

内隐交流的重要性

此外，无论来自研究还是临床这两个背景的观察者都开始认识到，交流不仅包含外显的、基于语言的方面，也包含内隐的方面。内隐交流的重要性已经成为波士顿变化过程研究小组思想的重要组成部分。

对于内隐领域的关注，得到了更广范围的人类行为的促进和启发，这包括音乐、艺术、舞蹈和其他一些基于身体的活动及其相关疗法。这些运动将身体及其所有反应带到治疗师的视野中来。在波士顿变化过程研究小组的工作中，这反映在我们对"时时刻刻"的关注，而行为以及感受和想法都会被这些时刻所彰显。

意图作为互动交流的主要调节者所发挥的作用

在哲学和人类行为学的领域，长期以来，意图（intention）所发挥的作用都被视作互动交流的主要力量（Brentano，1874/1973；Bruner，1986，1990，2002；Gergely 与 Csibra，1997；Gergely，Nadsasdy，Csibra，及 Biro，1995；Gopnick 与 Meltzoff，1998；Husserl，1962，1930/1989；Meltzoff，1995；Meltzoff 与 Gopnik，1993；Rochat，1999；Ruby 与 Decety，2001；Sander，1995a，1995b；以及 Konrad Lorenz）。我们在波士顿变化过程研究小组最近发表的大多数文章，也越来越强调意向性在互动中的作用。

总之，波士顿小组的工作力图把握这些线索，进一步充实它们，并将其整合成一种强调治疗性互动的丰富、逻辑严密、协调一致的模式。我们有充分的理由推测，这一模式将与当代神经科学、脑成像研究、认知科学及相关领域涌现的新近研究成果具有一致性。

本书概要

一种新的整合模型的浮现

本书代表了一次旅程。我们从心理发展的体验开始，将之视为启发和知识的来源，并且有可能以此阐明心理治疗中的改变过程。在我们最早的论文（BCPSG，1998a；[Stern 等，1998，和第 1 章]）和一篇发表于《婴儿心理卫生杂志》（*Infant Mental Health Journal*）的相关论文（BCPSG，1998b；[Tronick，1998 和第 2 章]）中，我们呈现了这一见解的框架结构，随着我们在思想和写作方面的提升，这一见解得到更全面的充实。回过头来看，显而易见的是，在这第一篇论文中就已经预示了所有的主要观点。文章标题（"精神分析治疗中的非解释性成分：解释之外的'更多的东西'"）传达了中心要点。内隐的改变正是这"更多的东西"。从这一点又派生出四个小点。

我们工作的灵感来自于当今发展心理学领域内的婴儿观察研究。毫无疑问，这些研究将主要的重心放在内隐的领域，由此看来似乎有必要思索内隐的过程。一些主要呈现出无法预测的、非线性的、自然浮现等属性的东西，需要一种不同的模型来描述，我们对此有着强烈的印象，这就是引入动力性系统论（DST）。

病人与分析师的心灵之间所发生的，是精神分析的真正课题。尽管词语被说出来，但这些词语之间浮现出的内隐意义，才是真正发生的事情之所在。那么，这就需要进一步探究我们所说的共同创造性（co-creativity）和主体间性意味着什么这一命题。我们意识到，我们所谈论的，是我们称之为"局部层面"（local level）的时时刻刻发生的事件。

所有这些在第一篇论文中都展现出萌芽，但还需要通过进一步的思考才能得出结论，这四个特点也需要更为详细的阐述。之后发表的三篇较短的论文被收入《婴儿心理卫生杂志》的一期特刊中，它阐述了在我们最早的论文中引入的一些核心理念。

2002 年，波士顿变化过程研究小组继续研究最困难的问题，即内隐在哪里、何时发生，以及它究竟是什么，因为它并不只是词语。显然，它更像是存在于秒秒相续的世界，所以我们需要更为仔细地探究这一世界。这又促使我们回到母婴观察的材料，并认识到，如果我们要讨论那"更多的东西"，局部层面是极为重要的，随后我们就始终坚持这一重要性（BCPSG，2002；见第 4 章）。

2005 年，我们意识到早期并没有引起我们注意的两个方面，并开始强调其重要性。其中的一点是，局部层面的过程是松散的、非线性的、非因果性的，并且是无法预测的。随后我们意识到，这是来自于"只缘身在此山中"的视角。也就是说，身处每个治疗时段之中，而不是一个干净漂亮的、"事后诸葛亮的"版本。这就需要不同的理论工具（动力性系统论），从而也使得第二个方面被凸显出来，即创造性的、令人惊奇的、有效的过程是一个共同参与和创造的过程，而不是只挖掘（病人）呈现出某种意义（performed meanings）。这是两个复杂的心灵互动的产物（BCPSG，2005；见第 5 章）。

在对几篇评论文章的回应中（BCPSG，2005b），我们既从心理发展的角度，也从治疗的角度，讨论了意义是如何通过对意图和情感线索的解析（parsing）而被创造出来的，这是任何互动普遍存在的事实，这也进一步强调了意图的核心性。这里我们可以清晰地看到，精神分析理论从概念上颠倒了什么是深层的、什么是表面的。

第 6 章（BCPSG，2007）内容进一步阐述了这一关键点，在一些精神分析及临床同道的推动下，我们通过引入冲突、防御和动力性潜意识这些概念，使研究成果与精神分析工作更为相关。我们曾经假定，内隐过程是冲突和防御的核心层面。那时我们还没有充分意识到这一点，但在这本书中，我们将描述其得以建立的这一过程。

第 7 章（BCPSG，2008）继续了这一过程，因为临床方面对动力学理论的需求，在很大程度上是根植于意义的，即某一个特定的防御意味着什么。我们必须全面理解"意义"（*meaning*）究竟指的是什么。现在，内隐的领域被明确建构为基础性的领域，但是，内隐的领域还可以作为指导原则或参照，评估与外显意义之间的协调、以及外显意义的一致性和有效性。这一章的结尾部分呈现了我们针对本文的三篇评论所作的回应。

最后一章，我们面临挑战，因为我们需要呈现对于这一问题的思考，即什么让精神分析治疗具有疗效，内隐关系过程（implicit relational process）的观点就呈现在这个总结性的章节中。

致　谢

　　对那些在这一历经数年的学术写作过程中，以忍耐、愉悦之心以及工作之余的乐趣支持我们的所有家庭成员，我们要致以诚挚的谢意和爱。

　　我们也感激波士顿精神分析协会（Boston Psychoanalytic Society）婴儿研究工作坊（Infant Research Workshop）的所有成员。自1998年至2002年，你们带来了许多因论辩而熠熠生辉的夜晚，你们也常常是我们那些最初理念的宣传者，这些理念最终在本书的工作中得以完全展现。

　　我们还要感谢丹·西格尔（Dan Siegel）、布鲁斯·赖斯（Bruce Reis）和霍利·列文克朗（Holly Levenkron）就这些理念与我们的交流。我们的思想也受到许多共同参加这些议题的研讨会学者们的挑战，并因此得以深化，他们包括杰拉尔德·斯特切勒（Gerald Stechler）、史蒂夫·米切尔（Steve Mitchell）、阿诺德·莫德尔（Arnold Modell）、安娜和保罗·奥恩斯坦夫妇（Anna and Paul Ornstein）、艾伦·肖尔（Allan Schore）、乔·李希登堡（Joe Lichtenberg）、达琳·埃伦伯格（Darlene Ehrenberg）、彼得·霍布森（Peter Hobson）、鲍勃·斯特楼罗（Bob Stolorow）、多尼尔·斯特恩（Donnel Stern）、吉姆·格罗特斯泰恩（Jim Grotstein）、史蒂夫·克诺布罗赫（Steve Knoblauch）和马西莫·阿马尼提（Massimo Ammaniti）。

　　至于米歇尔和玛伊－布里特·罗森鲍姆（Michael and Maj-Britt Rosenbaum），感谢你们慷慨地提供了维尔京戈尔达岛那田园牧歌般的环境，使得我们的这一思考过程得以顺利地启动与展开。

目 录

南嘉—万千心理先锋译丛总序 ……………………………………… I

序 ………………………………………………………………………… V

前　言 ………………………………………………………………… VII

致　谢 ………………………………………………………………… XVII

第 1 章　精神分析治疗中的非解释性成分：

解释之外的"更多的东西" ……………………………………001

第 2 章　内隐关系知晓：治疗性改变的核心概念 ……………………029

第一部分　内隐关系知晓：

在心理发展与精神分析治疗中的作用 ………………030

第二部分　治疗性改变过程：

心理发展观察对成人心理治疗的意义 ………………037

第三部分　个案示例：前行改变是逐步的还是突然的？…………046

第 3 章　"我感觉到你感觉到我感觉到了……"：

桑德提出的心理治疗情境中的识别过程和关系移动 ……053

引言 ……………………………………………………………054

第 4 章　内隐的外显化：

分析情境中改变的局部层面和微观过程………………………073

引言 ……………………………………………………………074

第 5 章　再述解释之外的"更多的东西":

分析性相遇中的松散性和共同创造性 ·················091

引言 ·················092

第 6 章　心理动力学意义的基本层面:

与冲突、防御和动力性潜意识相关的内隐过程 ·················147

引言 ·················148

第 7 章　关系性意义的形式:

内隐和反思性 — 言语领域之间的关系问题 ·················167

引言 ·················168

第 8 章　治疗行为的内隐关系过程方法 ·················201

参考文献 ·················223

第 1 章

精神分析治疗中的非解释性成分：解释之外的"更多的东西"①

① 最初发表于《国际精神分析杂志》（ *International Journal of Psychoanalysis* ），79，903-9221。经布莱克韦尔（Blackwell）公司许可转载。

如果要产生治疗性改变，还需要解释之外的"更多的东西"。如今此观点得到了广泛的认可——作者们采用的方法基于母婴互动和非线性动力系统的最新研究成果及其与心智理论的关联。他们提出，这些"更多的东西"存在于互动性的主体间过程中，这些过程产生了他们所称的"内隐关系知晓"（implicit relational knowing）。这种关系过程领域（relational procedural domain）从内在心理层面来说与象征性领域截然不同。在分析性关系中，它由发生在病人和分析师之间的主体间时刻（intersubjective moments）组成，而这些时刻不仅能够在互动者之间的关系中产生新的组织，或者说让互动者的关系得到重组；而且，更为重要的是，这些时刻在病人的内隐程序中产生了新的组织，或者说，病人的内隐程序得到重组，即他与别人在一起的方式得到重组。我们从序列性过程（sequencing process）的角度为这些时刻［"现在时刻（now moment）"，"相遇时刻（moment of meeting）"］的独特属性及其所产生的结果建立了模型，并对之进行讨论。我们将这一序列性过程称之为"前行"（moving along）。本书在这一视角的限定之内，对共享内隐关系（shared implicit relationship）、移情和反移情的概念进行了探讨。这一视角与其他的关系理论及自体心理学是不同的。总而言之，有影响力的治疗行为（therapeutic action）发生在内隐关系知晓中。他们指出，人们所观察到的、具有持续性治疗效果的事情，大部分来自于主体间关系领域中的这种改变。

序　论

精神分析治疗如何带来改变？除了解释以外还需要"更多的东西"，这一点已经成为心理学界长久以来的共识，这里的"解释"是指无意识意识化这一过程。对于这些"更多的东西"究竟是什么，此讨论可以从许多视角展开，涉及一些不同的观点，其中包括：这些"更多的东西"采取的是心理动作（psychological acts）的形式，还是心理言语（psychological words）的形式；是心理结构改变的形式，还是压抑（repression）解除、无意识意识化的形式；是与治疗师关系突变的形式，还是病人单方面突变的形式。自早期精神分析运动开始，直到精神分析快速变化的今天，许多精神分析作者直接或间接地研究了这些议题（Ferenczi 和 Rank，1924；Fenichel，1941；Greenson，1967；Loewald，1971；Sterba，1940；Strachey，1934；Winnicott，1957；Zetzel，1956）。最近，有些学者对这些议题重新进行了思考，包括埃伦伯格（1992）、吉尔（Gill，1994）、格林伯格（1996）、拉赫曼和毕比（1996）、米切尔（1993）、桑德勒（1987）、施沃布（Schwaber，1998），以及斯特楼罗、阿特伍德（Atwood）和布兰德查夫（Brandchaft，1994）。

　　本章将呈现对这些"更多的东西"的新理解，试图表明它处于治疗关系中的何处及如何发挥作用。我们通过将心理发展的视角运用于临床材料来展现这种理解。经验证据表明，多数病人成功完成治疗后，倾向于记住两种关键性事件，他们相信是这些事件改变了他们。一种和关键性解释有关，它（们）重新编排了病人内在心理世界的面貌。另一种则是关于和治疗师之间真实的人与人之间联结（下文将对此进行定义）的特殊"时刻"，这些时刻改变了他或她与治疗师之间的关系，由此病人对自己的感受也改变了。这些报告揭示出许多治疗失败或终止并非由于不正确的或不能接受的解释，而是由于错过了在两个人之间建立有意义联结的机会。尽管我们并不能声称，一个人所记住的东西的性质与治疗结果的性质之间有一对一的关联；但是，我们也不能忽略这样的事实，即无论是真实相遇的时刻，还是相遇的失败，常常会被病人作为治疗中的关键性事件清晰地回忆起来。

　　本章将区分这两种突变性现象：解释和"相遇时刻"，并探索这两种突变性事件发生在治疗关系的什么领域。尽管解释和"相遇时刻"二者可能会共同发挥作用，或彼此促进对方的出现，又或彼此强化，但是，任何一方都无法从另一方的角度来解释。任何一方在说明改变的机制这一方面都不享有特权性的位置。它们始终是彼此分离的现象。甚至那些相信解释在突变性中占首要地位的分析师，也欣然同意以下的说法：一般来说恰当的解释是需要准备的，并且伴有一些别的东西。这种对于解释的包容性观点的问题在于，没有探究在这种扩展的解释性活动中，哪部分是真正的"更多的东西"，哪部分是纯粹经由解释带来的领悟。如果缺乏清晰的区分，就不可能探究二者在概念上是相关联的、还是完全不同的。但是，我们并不希望在这两种突变性事件之间造成无谓的竞争，它们是互为补充的。我们只是希望去探索那些"更多的东西"，因为这个部分并没有得到充分的理解。

我们将呈现一个概念性框架来理解这些"更多的东西"，并描述它们在何处及如何起作用（也可参见 Tronick 等，1998）。首先，我们对治疗性改变所发生的两个领域进行了区分：陈述性的（declarative），或者说意识性的、言语的领域；以及内隐的、程序性的（implicit procedural），或者说关系性的领域（参见 Clyman，1991；Lyons-Ruth，1999）。然后我们会将从心理发展改变的动力性系统模型衍生出的理论运用于治疗性改变的过程。这个模型非常适合于探索发生在一段关系中的互动双方之间的内隐程序性过程。

研究该问题的方法

我们的方法基于母婴互动的发展心理学研究和非线性动力系统研究的新近理念及其与精神事件的关联。我们将借用这些视角来阐述我们对于精神分析治疗中"更多的东西"的观点，其中涉及对诸如"相遇时刻"、"真实"的关系以及"真实性"这些概念的理解。我们在这里提出针对心理发展和治疗过程方方面面的概念性综述。这些"更多的东西"必须与精神分析的其他过程相区分。在动力性心理治疗中，至少有两种知识、两种表征和两种记忆被建构和重组。一种是外显的（陈述性的），另外一种则是内隐的（程序性的）。实际上它们是否为两种不同的精神现象，这一点尚未确定。然而在这个阶段，我们认为出于进一步探寻的需要，应当区别对待它们。陈述性知识是外显的，是意识性的，或者说是易于被意识化的，以意象或言语的形式被象征性地表征。这是解释的内容，它改变了病人意识中对内在心理组织（intrapsychic organization）的理解。历史上，解释一直针对内在心理动力（intrapsychic dynamics），而非指向支配一个人与他人交流的内隐规则，这一重心目前正在转变。

另一方面，关系的程序性知识是内隐的，在焦点注意（focal attention）和有意识的言语体验之外发挥作用。这种知识以非象征的方式进行表征，其形式我们称之为内隐关系知晓。大部分关于程序性知识的文献，关注于我们自己的身体与无生命世界互动（例如，骑自行车）的知晓（knowing）。还有另外一种类型，关注的是对人际和主体间关系的知晓，即如何与某个人"在一起"（D. N. Stern，1985，1995）。举例来说，婴儿在生命早期就知道，父母会欢迎或拒绝某种充满情感的接近方式，正如在依恋文献中所描述的（Lyons-Ruth，1991）。正是这第二种类型，我们称之为内隐关系知晓。这样的知晓整合了情感与认知行为与互动的不同维度。它们也可以保持在觉察之外，就像博拉斯（Bollas）所说的"未思索就知道的"（unthought known）（Bollas，1987），或者像桑德勒所说的"过去的无意识"（past unconscious）（Sandler 和 Fonagy，1997）。但是，它们也能够成为此后可以被象征性表征的大部分内容的基础。

总之，陈述性知识是通过言语解释而获得或得到的，这种解释改变了对内在心理的理解，它发生在"精神分析"的背景中，而且通常是发生在移情关系中。另一方面，内隐关系知晓是以"互动的、主体间的过程"（interactional, intersubjective processes）出现的，这些过程改变了关系场域（relational field），发生在我们称之为"共享内隐关系"（shared implicit relationship）的背景中。

"内隐关系知晓"的本质

内隐关系知晓已经成为前语言期婴儿心理发展的重要概念。观察和实验强烈提示，婴儿基于大量的关系性知识与照料者进行互动。通常他们表现出期待和预期，与预期相背时，则表现出惊讶或不安（Sander，1988；

Trevarthen，1979；Tronick，Als，Adamson，Wise 和 Brazelton，1978）。 此外，这种内隐知晓始于生命的第一年，被以非象征的形式记录在人际事件的表征中。这不仅非常明显地表现在预期方面，还表现在某些互动模式的概括化方面（Beebe 和 Lachmann，1988；Lyons-Ruth，1991；D. N. Stern，1985）。本书作者中的几位（Lyons-Ruth 和 Jacobvitz，1999；Sander，1962，1988；D. N. Stern，1985，1995；Tronick 和 Cohn，1989）所开展的心理发展研究，都强调在生命早年持续进行着协商（negotiation）过程，这涉及婴儿与照料环境之间的一系列适应性任务。每一个个体在这一系列过程中所产生的适应性策略都不同，其独特组成方式构成了他或她的内隐关系知晓领域的最初组织。在这方面，某些学者已经提出一些不同的术语和概念，每一种都描述了多少有些不同的关系现象。其中包括鲍尔比关于依恋理论的"内部工作模型"（internal working model）（Bowlby，1973）、D. N. 斯特恩的"原型叙事外壳"（proto-narrative envelopes）和"相处的图式"（schemas of being-with）（D. N. Stern，1985）、桑德的"组织的主题"（themes of organization）（Sander，1977）以及赛瓦森的"关系脚本"（relational scripts）（Trevarthen，1993），等等。至于这些策略究竟是以怎样的方式被表征、被正式描述，这仍然是一个有待积极探寻的领域。

内隐关系知晓并不只是存在于前象征期的婴儿身上。大量内隐知晓涉及与他人在一起的众多方式，而这些持续终生，其中也包含了与治疗师在一起的众多方式——我们称之为移情。这些知晓通常不是以象征性形式被表征的，但是，从被防御性地排除在意识之外这一点来说，它们也不一定是动力性潜意识的。我们认为，大部分的移情解释都利用了分析师所收集的有关病人关系知晓的材料。这方面的一个原型例子，就是冈特里普（1975）所报告的他和温尼科特第一次治疗的结束部分。温尼科特说："我没什么可说的，但是，我担心如果我什么都不说，你会认为我不在这里"（Guntrip，1975）。

"内隐关系知晓"的改变

动力性系统论有一个特征与我们的研究非常相关，那就是自组织原则
（self-organizing principle）。如果将自组织原则应用到人类的精神组织（human
mental organization）方面，我们就可以宣称，如果没有与之相反的动力发挥
作用，心灵倾向于运用主体间环境中的所有改变与变化，来创造越来越整合
一致（coherent）的内隐关系知识。在治疗中，这将会包含每一个成员所理解
的自己在关系中（或者说成为自己）的体验、以及对方在关系中的体验，即
使主体间关系本身并没有处在治疗性的检视之下，也就是说即使仍然是内隐
的。正如解释改变了病人有意识的陈述性知识，我们提出，我们所称的"相
遇时刻"则改变了病人的内隐关系知晓，它同样也改变了分析师的内隐关系
知晓。正是在这一点上，这种"时刻"才具有关键性的重要意义，并且是"内
隐关系知晓"领域中的主体性改变的基本单元（unit）。如果主体间环境中发
生了某种改变，那么曾经出现的"相遇时刻"早已在促进这一改变。这种改
变将会被感觉到，而刚刚改变的环境会作为一个新的有效背景发挥作用。在
这一环境中，接下来会形成并出现一些心理活动（mental actions），过去的事
件在此得以重组。以内隐方式被知晓的关系得到了改变，在这个已经不同的
背景中自组织起来的心理活动与行为也将随之而改变。

新的背景导致系统组成元素的新的组合方式，这是一般系统论（general
systems theory）的一个原则。神经科学关于该原则的一个例子就是弗里曼所
开展的研究（Freeman，1995）。他描述了在兔子大脑中由不同气味所激活的
神经放电如何产生不同的空间图示。当遇到一种新的气味时，兔子的大脑不
仅建立起自己的独特图示，而且先前已经建立的所有气味的图示也改变了。
一个新的嗅觉背景产生了，而每一个先前存在的元素也经历了改变。

"相遇时刻"这一概念来自对心理发展适应性过程的研究（Nahum，
1994；Sander，1962，1983，1987）。这样的时刻被视作状态转变和有机体重
组的关键。我们认为，"时机恰当的解释"（well-timed interpretation）这一概
念也是在试图领会"相遇时刻"的某些方面。

　　内隐关系知晓转变的一个重要的主观特征在于，感觉上它像是一个突然的、质性的改变。这就是为什么"时刻"在我们的思想中如此重要。"时刻"作为一个概念，很恰当地捕捉并承载了分析师和病人二者内隐关系知晓的突然转变所带来的主观体验。我们在下文还会对这一点进行更详细的讨论。临床上，病人和分析师之间的主体间环境最有趣的是，彼此知晓对方的心灵中发生了什么，而这和当下他们的关系的本质及状态有关。这可能包含了激活、情感、感受、唤起、欲望、信念、动机或思考的内容等种种因素，而这些因素能够以任何方式组合在一起。它们既可以是转瞬即逝的，也可能是持久的，彼此可以作为对方的背景而存在的。一个主导性的主体间环境被双方所共享。这种共享可以进一步得到彼此的确定与认可。然而，这种对关系的共享知晓可能仍然是内隐的。

心理发展视角下的相互调节

　　由于婴儿是变化最迅速的人类个体，我们自然希望理解其心理发展中的改变过程及其与治疗性改变的相关性。除了神经系统的成熟，新的能力还需要互动性的主体间环境才能最佳地实现，这一得到广泛认可的观点尤其与之相关。在这一环境中，婴儿将它们与父母共处的大部分时间都花在对他们自己及父母状态的积极的相互调节（mutual regulation）上，同时服务于某种目的或目标。对相互调节的模型、以及这一模型背后的概念的进一步阐述，参见乔尼克（1989）、贾尼诺与乔尼克（Gianino 和 Tronick，1988）的著述。接下来我们将讨论一些阐述这一总体观点的重要概念。

状态的相互调节

　　"状态"（state）这个概念捕捉到了有机体作为一个整体、在特定时刻的半稳定组织。正如乔尼克（1989）所主张的，两个人之间双元状态的调节（dyadic state regulation），其基础是通过知觉系统和情感流露来实现的信息的微观交流（microexchange），因为这些不断地被母亲和婴儿体会与回应。最初需要调节的状态是饥饿、睡眠、活动循环、唤起和社会接触；在这之后，很快就发展到快乐或其他情感状态（的程度）、激活或激动（的程度）、探索、依恋和意义的归因；最终几乎是任何形式的状态组织，包括精神的、生理的和动机的形式。调节包括放大、调低、精细化（elaborating）、修复、支撑（scaffolding）、以及回到某种先前设定的平衡状态。照料者能够在多大程度上体会婴儿的状态，也就是说他或她识别的特异性（specificity），将会与其他因素一起决定婴儿的体验达到整合一致的性质和程度。协调性（fittedness）带来了共享的方向，有助于确定浮现出的属性的本质与特性。相互调节并不意味着互动者之间是否具备对称性，而只表示影响是双向的。每一个参与者都将他或她的历史带到互动中，从而决定了各自可能采取什么样的一整套适应性策略（adaptive maneuvers）。当今心理发展研究的一些概念提示，婴儿内化的是相互调节的过程，而不是客体本身或部分客体（Beebe 和 Lachmann，1988，1994；D. N. Stern，1985，1995；Tronick 和 Weinberg，1997）。持续进行的调节，涉及不断重复那些能够产生预期的序列性体验，由此持续进行的调节成为内隐关系知晓的基础（Lyons-Ruth，1991；Nahum，1994；Sander，1962，1983；D. N. Stern，1985，1995；Tronick，1989）。

调节是目标导向的

向着目标移动的相互调节过程，在大多数情况下既不是简单的，也不是直截了当的，运作起来并不平稳（Tronick，1989）。我们也并不期望或要求如此理想。相反，调节需要持续的挣扎、协商、错过与修复、修正、以及支撑来维持在一个平衡的范围里，或回到这个平衡。这需要双方的坚持和对失败的忍耐。（当然，这一工作不是对称的，照料者这一方大多数情况下承担主要的部分。）朝向目标的大方向移动、识别这些目标、就这些目标达成一致，这种不断试错的时间性过程，我们称之为"前行"，这样就可以领会这一过程是连续不断的、或许平淡无奇但不同于直达目标的非线性过程。有时目标是清晰的，这样的话，这一对双元体就可以轻快前行，比如饥饿时需要哺喂。而对于尚未清晰的目标，则需要去发现（discovered）或揭露（uncovered），比如在自由玩耍时，或在大多数的游戏中。

相互调节的身体性目标与主体间目标

前行过程同时朝向两个目标。第一个目标是身体的和 / 或生理性的目标，通过动作来实现。这些动作带来两个人之间行为的匹配，例如，照顾者在给婴儿喂食时放置婴儿和搂抱婴儿的动作，对应的是婴儿吮吸与吞咽的动作；或者，照顾者在与婴儿玩面对面地游戏时高水平的表情和声音刺激，对应的是婴儿高水平的愉快感面部的表现力。第二个目标，也是平行的目标，是彼此对另一方引发行为的动机、欲望和内隐目标的相互识别、以及对伴随这个过程的感受的体验（Tronick，Als 和 Adamson，1979）。这就是主体间目标（intersubjective goal）。除了共同感受到彼此的动机或欲望，主体间目标也意味着彼此对这一共享发送信号，或彼此确认这种共享。一定有某种行为，来确保双方反应的一致性。情感调谐（affect attunement）就是一个例子（D. N. Stern，1985）。

我们不太可能确定哪一个目标是首要的，身体的目标还是主体间目标。有时其中一个目标似乎占优先位置。二者在哪个是前景、哪个是背景的不同状态之间来回切换。在任何事件中，两种目标总是同时呈现。然而，在这里，我们的核心兴趣点仍然是主体间目标。

调节过程的不确定性及"浮现属性"

在前行过程中，大多数时候，人们无法确切知道将要发生什么，或者会在什么时候发生，即使可以做出一般性推测。这种不确定性不仅仅是动力性系统的本质使然，而且也是由于局部目标、甚至是中间目标的不断变化，当然前行多半都是即兴的这一事实也是其原因。即便是某种经常重复进行的互动，也几乎从来都不会以完全相同的方式进行。互动的主题永远都处在持续的变化过程中，这在某些活动中非常明显，例如"自由玩耍"。这种活动的部分特点就是不断引入变化，以避免对重复刺激的反应减弱（D. N. Stern，1977）。但是，即使是更加严密的结构化活动，例如喂食或换衣服，也从来都不是精确的重复。

这些互动的即兴本质，引导我们从非线性动力系统的最新理论工作中寻找指引。这种系统能够产生浮现属性（emergent properties）（Fivaz-Depeursinge 和 Corboz-Warnery，1995；Maturana 和 Varela，1980；Prigogine 和 Stengers，1984）并将其运用在早期心理发展中（见 Thelen 和 Smith，1994）。于是，前行中的"浮现属性"这一概念似乎为领会前行过程、以及特定的"相遇时刻"（见下文）的本质提供了最恰当的模型。在前行的进程中，双元目标——互补性的、经过协调的动作，以及围绕这种协调的主体间相遇——会在某个"相遇时刻"突然实现，这一时刻无疑经过了长时间的充分准备，但也并非必然出现。这样的时刻是共同建构的，需要双方彼此都提供一些独特的东西。从这个意义上来说，相遇取决于识别的特异性，正如桑德（1991）所进行的概念化。

"相遇时刻"的例子有如下这些事件：当父母的行为输入与婴儿朝向睡眠的移动相协调的时刻，会引发婴儿从觉醒状态到睡眠状态的转变；或者一场自由玩耍演变为双方大笑的那一时刻；又或者，婴儿在父母多次教授和支持下，终于学会用"狗"来称呼那个吠叫的东西的时刻。在后两个例子中，从双方彼此都识别出相互协调性这个意义上来讲，相遇也是主体间性的。双方彼此都领会了对方目标导向的动机结构所具有的关键特征。用通俗的话来说，双方彼此都捕捉到了"此时，此刻，在我们之间正在发生什么"的感受或其相似版本。

我们假定，人的主体间相遇具有目标状态。它们是客体联结性（object-relatedness）目标的精神版本。用系统论的术语来讲，这种相遇涉及有机体与环境、内在与外在之间的联结，所产生的状态比任意一个单独系统所能产生的状态更具包容性。乔尼克将这种更具包容性的状态定义为意识的双元扩展（dyadic expansion of consciousness）。

相遇时刻所带来的主体间环境与内隐关系知晓的改变

有一个例子可以提供最恰当的说明。如果在玩游戏的过程中，母亲和婴儿不期而遇，激发了愉悦感并达到了更高的强度，那么，这名婴儿就能容忍更高水平的、相互创造的、正面的兴奋，而这可以用于未来的互动。一旦范围的扩展发生了，并且相互体认到彼此已经成功地在更高范围的喜悦中一起互动，那么，接下来他们的互动将会在这个改变了的主体间环境中进行。这不是双方彼此曾经做过这件事这样一个简单的事实，而是两个人曾经不约而同地到达过这里的感觉。内隐关系知晓的领域已经改变了。

再举一个例子，让我们想象一名幼儿和父亲来到了一个新操场。这个孩子冲向滑梯，开始往梯子上爬。当他快要爬到顶端的时候，他对这个高度、以及他最近才发展出的技巧的极限感到有一点焦虑。在一个运作良好的双元系统中，他会朝父亲看，将父亲看作帮助他调节情感状态的指导者。他父亲回应以温暖的微笑，点了点头，也许还向儿童靠近了些。儿童就会继续向上爬，越过了顶端，获得了掌控和好玩的新感受。他们以主体间的方式分享了与这个行为相关的一系列情感。这样的时刻将再次出现，以支持这个孩子自信地参与到这个世界中。

"相遇时刻"所产生的开放空间

当"相遇时刻"发生在一系列相互调节中时，就会产生一种平衡，允许互动双方之间的"分离"（disjoin）和双元过程的暂缓进行（Nahum，1994）。桑德（1983）将这种分离称为"开放空间"（open space）。在这样的空间中，婴儿可以在对方在场的情况下短暂独处，因为他们共享着这个新背景（Winnicott，1957）。这里存在着一个开口，新的自发行为可能出现在这里。这种行为不再是为了恢复平衡而采取的急迫调节。惯常的内隐关系知识所带来的限制得以放松，使发展创造性成为可能。这名婴儿将为他的新体验设定新的背景。

在这个开放空间中，相互调节过程暂时被搁置。然后，这个双元体重新启动前行过程。然而，这时的前行已经变得不同了，因为这是从新建立的主体间环境出发的，也就是从改变了的"内隐关系知晓"出发的。

在治疗改变上的应用

现在，我们要为"更多的东西"提供一套基础的描述性术语和概念，以表明其如何作为一种工具而被用于精神分析治疗中的改变。"相遇时刻"这一关键概念反映了前行过程的浮现属性。这个过程改变了主体间环境，因而也改变了内隐关系知晓。简单来说，前行是由一连串的"当下时刻"组成的，这些"当下时刻"作为主体性单元、作为载体记录着前行时方向的微小转变。有些时候，一个"当下时刻"在情感方面变得"热"了起来，充满了治疗性征兆，这些时刻被称为"现在时刻"。当一个"现在时刻"被捕捉到了，也就是说，被双方彼此以一种真实的、特定的、个人化的方式加以回应时，它将会成为"相遇时刻"。这就是改变了主体间环境的浮现属性。现在，我们来讨论这一过程中的每一个要素。

准备过程："前行"和"当下时刻"

在很多方面，治疗互动的前行过程与父母-婴儿互动的前行过程是相似的，不过所采取的形式不同。一种主要是言语性的，而另一种是非言语性的。但是，就前行过程中的潜在功能而言，大部分是相同的。前行涉及治疗在目标方向上的移动，这些目标可以由互动双方以外显或内隐的方式来确定。它包括了所有精神分析治疗的常规组成部分，例如解释、澄清等等。在任意一个治疗时段中，就像在所有的父母-婴儿互动中，双元体都朝向一个中间目标移动。治疗中一个可能的中间目标是确定他们所要共同讨论的话题，例如某次治疗的迟到、病人在前一次是否"被恰当地听到了"、将要到来的假期或治疗对改善空虚感是否有帮助、治疗师是否喜欢病人等等。互动双方不一定要彼此同意。他们只需要就这个互动涌流（interactive flow）进行协商，以便前行，从而领会到他们之间正在发生什么，并在这种独特的情境中双方彼此察觉到什么、认为什么、以及说了什么，还有双方彼此认为对方觉察到什么、感受到什么、以及认为什么。他们正在为确定主体间环境而工作，也就是说，在前行。父母-婴儿互动的背景主要由非言语行为组成。在治疗中则不同，言语内容通常占据了双方的意识前景，促进移动的事件是自由联想、澄清、提问、沉默、解释等等。然而，在背景中，移动是朝向主体间的共享和理解的。言语内容不应该阻碍与其平行的朝向内隐主体间目标的前行过程。

与非言语的父母-婴儿互动中身体的协调目标相类似，我们将成人治疗时段中的前行过程视作由两个平行的目标组成。一个目标是意识中的言语知识的重新排序。这包括发现可以工作的话题、澄清、阐述、解释和理解。第二个目标是对主体间环境的相互确定与理解，领会内隐关系知晓，并界定"共享内隐关系"。这就需要一系列更小的局部目标来对前行过程进行微调（microregulate）。局部目标引导着几乎不间断的纠正过程，其作用在于对朝向中间目标的互动涌流的方向进行重新定向、修复、检验、探测或证实。

接下来我们将会看到，主体间环境是我们所称的"共享内隐关系"的一部分。主体间环境的协商及界定，与对病人外显生活的检视及对移情的检视平行发生。大多数时候，这是在觉察之外进行的。然而，它也随着治疗中的每一个动作继续下去。前行带着互动双方朝向一种更清晰的感受移动，也就是双方彼此感觉到他们各自处于"共享内隐关系"中的何处。

我们将前行理解为一种由主观上被分成具有不同质量和功能的时刻组成的过程，这些时刻我们称之为"当下时刻"。在门诊治疗中，"当下时刻"的概念在直觉上是显而易见的，在我们的讨论中已经证明了它们极具价值。（"当下时刻"持续的时间通常很短，因为作为一个主体性单元，这是一段只需捕捉到"此时、此地、在我们之间发生了一些什么"的感受即可的时间。所以，持续时间从几微秒到数秒不等。它围绕着意图或愿望及其演绎被激发而构成。

在向目标移动的过程中，描绘出伴随着张力的戏剧性路线。）（见 D. N. Stern，1995）。"当下时刻"是对话性交流的单元，这种交流在内容上相对一致、在感受上同质、在指向上朝着同一个方向。上述因素中任意一个发生转变，都会引入一个新的、下一个"当下时刻"。例如，如果治疗师说："你有没有意识到这三次咨询你都迟到了，这对你来说不寻常，"病人回应道："是的，我知道。"分析师接着问："关于这，你有什么想法？"这个交流构成了一个"当下时刻"。病人回答："我想我对你很生气。"沉默。"是的，我是很生气。"沉默。这是第二个"当下时刻"。病人然后说："上周你说了一些话，真的惹恼我了……"这是第三个"当下时刻"。

这些"当下时刻"是前行过程中的一个个步骤。每个步骤之间呈现出某种不连续性，但是，这些步骤串连在一起便会朝目标前进，尽管过程并不平稳，但它们前进的方式极少是线性的。

简单来说，我们谈论的是一个有边界主观时间（subjective time）段，动机，在其中被激发出来，以便对正在讨论的内容进行微调，并调节主体间环境。

婴儿的活动（睡眠、活动、饥饿、玩耍等等）所呈现的相当紧凑的周期性，保证了高水平的重复，产生出一整套的"当下时刻"。同样，在心理治疗中，"当下时刻"在一些惯常的主题方面重复着不同方式的移动，这些重复的移动构成了任何治疗双元体"前行"的独特方式。"当下时刻"当然也会受到治疗技术的性质、互动双方的个性、以及所涉及的病理的影响。

"当下时刻"如此频繁地以微小的变化方式重复，以致它们变得极为熟悉，可以成为一套预期"和他人在一起的时刻会是什么样"的准则。"当下时刻"成为"内隐关系知晓"领域中"与另一个人相处的图式"（D. N. Stern，1995）的表征。这一对双元体逐渐发展出一套微观互动模式，其中的步骤包括了失误、中断和修复（Lachmann 和 Beebe，1996；Tronick，1989）。这些重复出现的序列告诉我们关于病人的"未思索就知道的"的东西（Bollas，1987），或者说，就是斯特楼罗和阿特伍德所说的"前反思的潜意识"（prereflective unconscious）（1992）。它们也是鲍尔比提出的工作模型的基本组成部分，也是大多数内化知识的基本组成部分。它们不在意识觉察中，但是，从内在心理层面来讲，与被压抑的东西又是不同的。

总之，串连起来的"当下时刻"构成了前行过程。事实上，这样的单元，也就是"当下时刻"与其前行方式二者，都发生在每一个双元体所熟悉的框架中并成为其特征。

"现在时刻"（now moments）

在我们的概念中，"现在时刻"是一个特殊的"当下时刻"，是一个主观上和情感上被点燃的"当下时刻"，将人们更充分地拉进当下。[1] 它们呈现出主观的特性，因为习惯性框架——关于治疗师 - 病人关系的、已知晓和熟悉的主体间环境——突然发生改变，或者"闻"到了改变的风险。"共享内隐关系"的当前状态呈现出来。这种对已建立进程的潜在突破，在各种时刻都可能发生。它未必会对治疗框架产生威胁，但是，所需要的回应是非常独特而个人化的，而非已知的技术套路。

"现在时刻"不是独特的"当下时刻"序列的一部分。这些"当下时刻"组成了在一起和前行的常规方式。"现在时刻"需要加强关注，对于是否留在已建立的习惯性框架中这一点而言，需要做出某种选择。如果不留在这个框架中，那么要做些什么呢？这些时刻迫使治疗师采取某种"行动"，这可以是一个解释、或者是相对习惯性框架而言的新的回应或者是沉默。从这个意义上来说，"现在时刻"就像古希腊的恩典时刻（kairos）这一概念，是一个充满机遇的独特时刻，必须抓住这个机遇，因为不管你是否抓住、以及如何抓住，你的命运都将发生转变。

从临床和主观方面来说，治疗师和病人之所以知道他们进入了一个"现

---

[1] 我们从沃尔特·弗里曼（1994）那里借用了"现在时刻"这一术语。

在时刻"，一个与通常的"当下时刻"不同的"现在时刻"，就在于这些时刻是不熟悉的，从其确切的形式和时机来说是未曾料到的，令人不安或感到奇怪的，常常让人困惑正在发生些什么或者应该做些什么。这些时刻孕育着未知的将来，感觉上可能像一个僵局或机会。当下在主观上变得气氛浓厚，就像在一个"真相时刻"（moment of truth）中。这些"现在时刻"常伴随着预期或焦虑，因为双方面临着必须有所选择的压力，然而却没有即刻可用的、预定的行动计划或某种合理的解释。运用习惯的技术性移动是不够的。分析师直觉地识别出某种治疗重组浮现出来或脱离常轨的机会之门打开了，而病人也可能会认识到，他或她已经到达了治疗关系的一个分水岭。

可以将"现在时刻"描述为三个阶段的主观演变。首先是充斥着紧迫感受的"孕育阶段"。接着当人们意识到已经进入一个未知的、未曾预料的主体间空间时，就进入了作为第二个阶段的"奇怪阶段"。这个"现在时刻"要不要被抓住，就是作为第三个价段的"决定阶段"。如果被抓住了，并且进展顺利，就会导向一个"相遇时刻"；否则，就成为一个"失败的现在时刻"。

"现在时刻"宣告了一个复杂动力系统潜藏的浮现属性。尽管浮现的整个过程及历史可能无法追溯，但是，却通过一些转瞬即逝的或若隐若现的预先显现做了准备。这就像音乐中的乐旨，安静地、逐渐地为转变成主旋律而做准备。然而，其出现的准确瞬间和确切形式仍然是无法预测的。

通向"现在时刻"的途径有许多。病人可能在一次治疗中辨识出一个事件，立刻意识到主体间环境刚刚发生了转变，但是，在这个治疗时段中并未体认和分享这一转变。或者，病人可能并未多加留意而错过了这个事件，以后又重新对其进行工作，从而发现这一事件预示着主体间环境可能转变，这一事件非常重要。这些事件是"现在时刻"的隐藏或潜在形式，是准备过程的一部分。它们可能会在某一天到达准备就绪的状态，从而进入彼此的对话中，并成为我们所描述的"现在时刻"。

"现在时刻"有可能出现在传统治疗框架岌岌可危即将被打破、或已被打破、或应当被打破的时候。例如：

- 如果一个正在接受分析的病人停止了交流，问："你爱我吗？"
- 当病人已成功迫使治疗师做了一些不同于（治疗性）常规的事情时，比如当病人说了一些非常有趣的事情，双方一直在捧腹大笑的时候。
- 当病人和治疗师碰巧在一个不同的情境下不期而遇，例如在剧院排队，而一个新的互动性和主体间性移动尚未形成或正在形成之时。
- 当病人的真实生活发生了一些重大事件，无论事情好坏，病人起码的礼貌需求得到承认、并以某种方式得到回应的时候。

回顾一下我们正在探讨的复杂动力性过程。在这个过程中，若干组成部分中只有一个可能会在准备阶段以缓慢、渐进的方式发生改变，而且可能几乎是觉察不到的，直到达到某个阈限，此时它突然威胁着要改变其他组成部分运作的背景。从概念上讲，"现在时刻"无限接近互动过程浮现属性的阈限，即"相遇时刻"。

最引人入胜的"当下时刻"出现在当病人做了一些难以被归类的事情的时候，这些事情要求分析师做出不同的、带有个人印记的新的回应，这种回应就是在与病人分享分析师的主体间状态（情感、幻想、真实的经历等）。如果这种情况发生，他们将会进入一个真实的"相遇时刻"。在这个"相遇时刻"中，他们之间将会建立一种新的主体间接触，从"共享内隐关系"产生改变的意义上来说，这是全新的接触。

"相遇时刻"

一个被治疗性地捕捉到、并被彼此意识到的"现在时刻"，就是一个"相遇时刻"。正如在父母 - 婴儿情境中，"相遇时刻"也是高度特定性的，每一个参与者都在"相遇时刻"的建构中积极贡献了一些独特的、他或她自己作为一个个体的真实的东西（并非指他们的治疗学理论或技术的独特之处）。（尤其是）当治疗师（但也包括病人）努力把握这个"现在时刻"，并对之进行探索与体验时，它可以演变成"相遇时刻"。有一些关键因素在创造"相遇时刻"方面发挥着作用。治疗师必须运用他或她个性的独特方面，也就是说，带有个人的印记。相对而言，那一刻，他们是作为人而非作为角色相遇；他们没有隐藏在各自通常的治疗角色中。同样，组成"相遇时刻"的行为也不可能是常规的、习惯性的、或技术性的，它们必须是新颖的，其形式也应与那一刻的独特性相符合。当然，这暗示着一定程度的共情、以开放的态度重新评估情感和认知、发出情感调谐的信号，一种对正在发生的事情是在"共享内隐关系"领域中发生的这一事实进行反映与确认的视角，也就是说，这是一种刚刚产生的、对互动双方而言都很独特的双元状态。

　　"相遇时刻"是这一过程中的节点事件，因为正是在这一点上，主体间背景得以改变，从而改变了病人 - 治疗师关系中的内隐关系知晓。这个"时刻"发挥了如此重要的突变性作用，这一点也得到了其他学者的认可。拉赫曼和毕比（1996）曾经强调过这一点，埃伦伯格（1992）也表示她的突变性治疗工作恰好发生在那些亲密的主体性时刻。

　　下面的例子在这一点上具有启发性。莫莉（Molly）是一位 35 岁左右的已婚女性，由于低自尊而接受精神分析治疗。她的低自尊主要体现在身体方面，即没有能力减肥；以及为失去最亲密的人而备感焦虑。她是家中的第二个女儿。在她的姐姐还是一个婴儿的时候，就患上小儿麻痹症而成了瘸子，因此，莫莉的父母十分珍视她健康的身体。当她还是一个孩子时，父母会让她为他们跳舞，并在一旁欣赏。

　　她在某个治疗时段的开始就谈到了"身体的事情"，并联想到性兴奋的感受，以及在前来治疗的路上对分析师一闪而过的愤怒。"我有一个意象，你袖手旁观……从某个优越的位置上看着我。"在这个时段的稍晚一些时候，她回忆起父母看着她跳舞，她好奇对他们而言其中是否有性兴奋的感受，"是不是他们也想要这样。"接下来她们长时间地讨论了她的身体体验，包括体检、对她的身体是不是有什么问题的恐惧、以及身体的感受。然后，经过一段漫长的沉默，莫莉说："现在我想知道你是不是在看着我"（"现在时刻"从这里开始了）。

　　分析师感到吃了一惊，陷入了困境。她最初的想法是，是不是应当保持沉默，还是说些什么。如果她沉默的话，莫莉会不会感到被抛弃？重复她所说的话——"你想要知道我是否在看着你"——似乎有些笨拙，并有距离感。然而，分析师用自己的评论来进行回应的话，觉得有点冒险。性的意味如此强烈，以至于谈论它们似乎会把它们带得太接近行动。分析师注意到自己感到不舒服，并试图去要求理解其来源。她辨别出这是与支配相关的议题，并意识到似乎自己感到正在被要求，要么去接受那个"优越的位置"，要么臣服于莫莉。她想到这一点的时候，突然感到可以自由地自发行动，与莫莉交流她的真实体验。

"这有那么点儿让我感到，你在试图将我的视线拉向你，"分析师说。

"是的，"莫莉同意道，表现出热切的样子（这两个句子组成了"相遇时刻"）。

"是某种含混不清的东西，"分析师说。

"这些渴望并没有错啊，"莫莉回答道。

"对呀，"分析师同意道。

"问题是，要两个人才行，"莫莉说。

"当然，一开始是这样，"分析师答道。

"这就是我刚才想的……现在能够去想这些，真的很好……而我实际上能感受到一些怜悯。"

"对你自己吗？"分析师问。

"是的，"莫莉回答。

"我很高兴，"分析师回应道。

在这一段节选中，主体间相遇发生了，因为分析师运用了自己内在的斗争，从而理解了病人，并通过特定的、真诚的回应，抓住了"现在时刻"，即"这有那么点儿让我感到（对我作为一个特定的个体而言所暗示的）你在试图将我的视线拉向你。"这就将"现在时刻"转变成了"相遇时刻"。这不同于各种可能做出的、尽管技术上来说是充分的回应，这些技术性回应抛开了将分析师作为一个人在那样的时刻、以及那样的场景所具有的特异性，比如说："这是你和你父母在一起的方式吗？"或者"告诉我你想象到了什么。"

"相遇时刻"与解释

"现在时刻"也可能直接导向一个解释。而解释也常常会导向"相遇时刻"，反之亦然。一个成功的、传统的解释使得病人以不同的方式看待自己、自己的生活和过去。这种领悟总是无可避免地伴随着情感的参与。如果这个解释是以分析师情感参与的方式而做出的，"相遇时刻"也可能出现。桑德（1977）将这种出现看作两个共振的、彼此调谐的系统之间的特异性匹配。这类似于在父母 - 婴儿互动中看到的情感调谐（D. N. Stern，1985）。

假设分析师在微妙的时机做了一个精彩的解释，它会对病人产生某种效应，它可能是沉默，或是一个"啊哈"，或者，大多数时候类似于"是的，就是那样的"。如果分析师没能表现出他或她的情感参与（即便像"是的，对你来说，一直是这样"这么简单的回应，但是，带着他或她自己的生活体验的印记去说），病人可能会假定或想象分析师只是在运用技术，那么，这就无法允许一种重要的新体验来改变已知的主体间环境。结果是，解释的效力降低了许多。

严格来讲，"现在时刻"有可能由于解释对其进行深入说明或阐述、概括，而反被削弱。除非治疗师不仅仅给出严格意义上的解释，而是做了"更多的事情"，这些事情是为了进一步明确他或她的回应，澄清病人对于关系转变的体验的识别；如果不是这样，那么就不会产生新的主体间背景。一个没有益处的解释其建构也许是正确的或恰当的，但是，它很可能没有着陆，更没有扎根。大多数有天赋的精神分析师都清楚这一点，会去做那些"更多的事情"，甚至把它看作解释的一部分。但是，它并不是解释，它恰恰正是我们努力想要解决的理论问题。在考虑什么是解释范围过大或什么是解释范围不明确时，这些理论问题都十分令人困扰。

在这里，我们必须对两种情形做出区分。"现在时刻"可以、确实常常也会，围绕一些充满感情的移情材料出现，并且通过传统的解释得到解决。如果这个解释是以一种"真实的"方式给出的，那么，它与"相遇时刻"有何不同呢？具体如下：在对移情材料做出传统解释时，治疗师作为一个人，存在于他或她自己的角色中，所以他或她不会接受召唤而打开自己，并投入游戏。共享内隐关系也因此没有被召唤被打开，并被加以检视。相反的情况是，发生在这一分析性角色内部的治疗性理解和回应被唤起并投入游戏。在这两种情境下，"真实的"指的是什么，很难界定。在"真实的"移情解释中，或多或少褪去治疗角色的、两个人的"相遇时刻"应该是没有的。假使存在的话，治疗师的行为，作为对病人的移情行为的回应，就应该具有反移情的特性。恰恰相反，移情和反移情在"相遇时刻"中是最少的，而互动双方的人格，相对来说褪去了角色限制，而投入了游戏。当然，移情 - 反移情的相对缺乏、以及两个人体验到对方在职业预设角色之外的相对呈现，对二者进行评估，是不容易的。但是，我们都能意识到有这样的时刻，假使这一概念本身可以被接受的话。我们在下文还会再回到这一点。

"开放空间"

正如在心理发展序列中一样，我们假定在治疗情境中，"相遇时刻"在其后留下的是"开放空间"。在这个空间中，主体间环境的转变创造出一种新的平衡，这是一种伴随着防御过程的改变或重组而出现的"分离"（disjoin）。个体的创造性，也就是个体在开放空间中浮现出的能动性，变得可能，因为病人的"内隐关系知晓"已经挣脱了习惯性强加的束缚（Winnicott，1957）。

"现在时刻"的其他命运

如果"现在时刻"没有被抓住，即未能成为"相遇时刻"、或解释，那么，就会有以下不同的结果：

"错过的（missed）现在时刻"

一个错过的"现在时刻"是一次错失的机会。吉尔提供了一个生动的例子。"在我自己接受的某次分析中……我有一次鼓足勇气说，'我打赌我对精神分析的贡献会比你大。'当我听到分析师回应说，'我一点儿也不会觉得惊讶'时，几乎从躺椅上滚了下来。我当然是遗憾地报告，这次交流并未得到进一步分析，至少在那次分析中没有得到进一步分析。"（1994，pp. 105-106）我们推断，他指的是有关这次交流并没有得到任何讨论。这里，一个时刻被允许擦肩而过，再也没有回到那里。

"失败的现在时刻"

在失败的"现在时刻"中，一些对治疗具有潜在破坏性的事件发生了。当一个"现在时刻"被辨识出来，却没有主体间层面的相遇，治疗可能会被带入危险的处境中。如果这个失败始终没有得到修复，最严重的后果是，要么主体间领域的一部分对治疗封闭起来，就好像已经被某个人宣布"我们不能去那里"；要么更糟糕的情形是，对治疗关系的基本感受处于严重的怀疑状态，以至治疗再也不能继续下去（无论他们实际上是否终止了治疗）。

戴维是一位年轻的男性，已经开始接受分析。几个月之后的一次分析中，他正在谈论一次严重的烧伤在他胸口上留下了大面积的疤痕。他从一名蹒跚学步的幼儿开始，就一直带着这些疤痕。他正在细细梳理这件事对他之后发展的影响。烧伤给他留下了难看的疤痕，当他穿睡袍或短裤时很容易被看到，这让他非常容易自我关注，疤痕也成为他关于身体的许多问题的焦点。戴维想都没有想，就开始把手向下伸，并开始把衬衫往后拉，说："这儿，我给你看，你就能更好地理解了。"在他把伤疤暴露出来之前，分析师突然打断他："不！停下，你不需要这样做！"两个人都被分析师的回应惊呆了。

戴维和分析师两个人后来都同意，这次打断并没有起到帮助的作用。然而，更让戴维受伤的是分析师接下来的回应：他并没有说他对自己如此回应戴维感觉很糟糕，而只是说这没有达到他自己的标准。戴维感到这个回应加重了前面的失败，并将这种感受告诉了分析师。

"修复的（repaired）现在时刻"

失败的"现在时刻"可以通过继续对其工作、或者再次回到那些时刻而得到修复。修复就其本身而言是积极的。几乎可以从本质上讲，对于一个失败的"现在时刻"的修复，将会把双元体带入一个或更多的、崭新的"现在时刻"。

"标记的（flagged）现在时刻"

"现在时刻"可以被贴上标签。这些标签并不容易获得，因为我们所说的双元状态实际上并没有名字，而且是极为微妙和复杂的实体。它们通常可以获得像这样的名称，即"当你……，而我……的时候"。使用标签对这些时刻进行标记非常重要，这样做不仅便于回忆并利用这些时刻，也为这一时刻作为人际的创造物所具有的共同性增加了一个层面。标记还可以服务于以下的目的，即当一个"现在时刻"首次浮现时仅对之进行部分的处理，而不必冒险错过这一时刻或使之失败。用这种方式，可以为治疗争取所需的时间。

"延续的（enduring）现在时刻"

有的时候，"现在时刻"浮现了，却无法立即得到解决、揭示或分享，但它也没有离开。它会持续在那里，处于未完成的状态，延续许多次治疗、甚至许多个星期。在其命运被决定之前，什么其他的事也不会发生。这些延续的"现在时刻"并不一定是失败的。它们可能产生于那些无法以常规方式解决的情境，之所以无法解决是因为时机不成熟、或准备不足、或所需的主体间相遇过于复杂而无法被包容在一次交流中。从这个意义上来讲，它们也可能需要争取到必要的时间。通常它们会随着另一个不同的"现在时刻"的到来而得到解决，这个"现在时刻"包含了之前延续下来的"现在时刻"。我们在下文会对此进行深入讨论。

"共享内隐关系"作为治疗中突变性行为过程的场所

我们现在回到本章开头所提出的问题，即"相遇时刻"和内隐知识的改变出现在治疗师与病人之间的关系的什么领域？我们提出，这发生在"共享内隐关系"中。

精神分析中所有关于并非以移情／反移情为主导的关系的见解，始终都是令人困扰的。许多分析师宣称，在这种临床情境下的所有联结，都被移情和反移情感受和解释所渗透，包括那些中介性质的现象，例如治疗联盟及其相关的概念。然而，其他学者坚持认为，对联结的更真实的感受是必要的经验背景，没有这一背景，移情是无法被感知的，更不用说被改变了（Thomä 和 Kachele，1987）。

关于一段关系的共享内隐知识组成"共享内隐关系"，这种关系脱离于但是也平行于移情-反移情关系及被派给的精神分析角色。一方面，每一个参与者对于关系的内隐知识，对他而言都是独特的；另一方面，它们之间重叠的区域就是我们所说的共享内隐关系（这种共享内隐关系从来都不是对称的）。

对我们来说，强调"共享内隐关系"的重要性是因为它是没有经过事先预料的，这是我们认识到"相遇时刻"的本质后得出的一个结论。由于"相遇时刻"只有当一些个人化的、共享的、"技术"之外的或"技术之上的"、并且对习惯性运作来说是主观体验新颖的事情发生时才会出现。所以，我们必须重新考虑共享内隐关系的整个领域。

婴儿研究认为情感交流和主体间性，实际上源自生命出生后的一开始。对这一事实的强调，简化了我们对共享内隐关系的思考（Lachmann 和 Beebe，1996；Tronick，1989）。婴儿和照顾者双方都被视作有能力表达情感，并理解对方的情感表达。这一最初的交流系统在其后的整个一生中持续发挥作用，在我们的研究领域中它被归于"非言语"这一类目下，并越来越多地引发我们的兴趣。我们同意斯特切勒（1996）的观点，即尽管我们的职业伦理禁止我们与病人分享某些特定的生活空间，但是，认为分析师复杂的情绪状态能够（或应当）与病人的感受分开则是不明智的。病人的这些感受基于始终在发挥作用的、高度复杂的系统的运作。我们的立场是，这一系统的运作构成了"共享内隐关系"，这是由两个人之间的主体性参与组成的，在主体间性和内隐知识的领域中逐渐建构起来。这种主体性的参与随着时间流逝逐渐建立起来，并获得其自身的历史。它涉及一些基本的议题，这些议题的存在超越了移情 - 反移情棱镜带来的折射，也比移情 - 反移情持续时间更长，从临床方面来说移情 - 反移情更不稳定。原因在于，主体性的参与包含了治疗师和病人或多或少作为普通人的、独特的具体感受。当我们谈论一次"真实的"相遇时，我们指的是揭示出自我的主体性方面的交流，这个自我的面向是在与另一个人的情感回应中被激发出来的。接下来，它向对方展示主体性的印记，从而创造出对互动双方而言都十分独特和新颖的双元状态。

正是这些稳定的、在分析师和被分析者之间的内隐知晓，也就是他们彼此的相互感知和理解，才是我们所说的、他们之间的"共享内隐关系"。这样的知晓能经受住移情关系的起伏而持续下去，甚至大多数时候，可以借由微观分析而被发觉，也就是通过第三方对之进行观察。这种情况下，它有可能是"客观性"事件。

我们对"相遇时刻"及其在改变内隐知识方面所起的作用进行反思，促使我们关注于共享内隐关系，并对之进行探索。之所以如此，是因为"相遇时刻"的一些特性。

1. "相遇时刻"由感觉到与治疗中惯常进行方式的背离而被标记出来。它是目前通用的框架既无法解释、也不能包括在内的新的偶发事件。它与例行常规相反。

2. 如果分析师采取的方式仅仅被病人感觉为技术性回应的话，那么，"相遇时刻"是不能实现或持续的。分析师的回应必须被病人体验为独特的，表达了分析师自己的体验和人格，带有其鲜明的印记。

3. "相遇时刻"无法用移情解释来实现。关系的其他方面必须被触及。

4. "相遇时刻"涉及的是"此时、此地在我们之间发生了什么"。最强调的是"此时"，这是由于情感的即时性。它需要自发的回应，其实现需要分析师和病人彼此同时成为对方存在的客体。

5."相遇时刻"，及其所涉及的"此时、此地在我们之间发生了什么"，从来都不需要以言语的方式加以说明，但是，如果需要，它也能用言语加以说明，那就是在事后。

所有这些考虑因素都将"相遇时刻"推进到一个超越但并不废除"职业"关系的领域，并部分地摒弃了移情／反移情。

总结和讨论

在传统观点中，解释被视作在移情关系中运作、并对其产生作用的节点事件，通过改变内在心理环境而改变这一关系；而我们将"相遇时刻"视作在"共享内隐关系"中运作、并对其产生作用的节点事件，通过改变内隐知识来改变这一关系。这样的知识既是内在心理的，也是人际的。这两个互补过程都是突变性的。然而，它们在体验的不同领域中使用不同的改变机制。

带着深化临床探索与研究的目的，我们尝试为创造出"共享内隐关系"的这些时刻的现象提供描述性术语。

应当注意的是，内隐关系知晓的改变和通过解释而产生的意识领域的言语知识的改变，有时候在治疗情境的实际互动过程中是难以区分的。"共享内隐关系"和移情关系并行向前涌动，彼此交织在一起，轮流进入前景。然而，这是产生联结的必要条件，这样，内隐知晓的进程才能持续进行下去。从另一方面来说，解释则是点状的事件。

我们认为，"共享内隐关系"的基础在于情感交流的基本过程，其根基在于最早期的关系。我们提出，它大部分是由内隐知晓组成，这种关系的改变有可能带来持久的治疗效果。在精神分析的过程中，一些内隐关系知晓以缓慢而艰难的方式转录为意识领域的外显知识。其中有多少能被转译，仍然是一个有争议的问题。然而，这与潜意识的意识化不同，后者是精神分析始终坚持的。不同之处在于，内隐知晓并非由于被压抑而成为潜意识，也非通过解除压抑就能进入意识中。将被压抑的知识转变为意识的过程与将内隐知晓转变为意识的过程完全不同。它们需要不同的概念化，也许还需要不同的临床处理，这一点有着重要的治疗含义。

我们提出的模型关注于过程，而不是结构。它源自对婴儿 - 照顾者互动的观察和动力性系统理论。这个模型中，存在着一个相互作用的过程，在这一过程中，改变在"相遇时刻"，通过"和别人相处方式"的转变而发生在内隐关系中。这不是通过精神分析的共情行为来矫正过去的共情失败，也不是弥补过去的缺陷。相反，一些新的东西在这种关系中产生，它改变了主体间环境。过去的经验在当下被重新情景化，这样，个体可以从一个不同的心理图景内部进行运作，在当下和未来能够产生新的行为和体验。

我们对治疗情境中的相互调节的立场与拉赫曼和毕比（1996）是相似的。但我们关于"当下时刻"有可能转变为"相遇时刻"的观点，不同于他们提出的"增强的情感时刻"（heightened affective moments），因为我们试图为导向这些特殊时刻的过程及其之后的过程提供一套术语和详细的序列性描述。

我们同意许多当代思想家的观点，即双元状态的转变是根本性的，但是，我们将转变的浮现定位于互动双方的"相遇时刻"。我们的立场与米切尔（1993）和斯特楼罗及阿特伍德（1992）是相似的。然而，我们对这些作者的观点的补充在于，将大部分主体间环境视作属于内隐关系知晓，在治疗过程中成为共享内隐关系的一部分。因此，改变的过程发生在共享内隐关系中。最后我们预期，在"相遇时刻"改变内隐关系知晓这一观点，将为重新思考治疗性改变打开有益的新视角。

第 2 章

内隐关系知晓：
治疗性改变的核心概念

第一部分

内隐关系知晓：
在心理发展与精神分析治疗中的作用 [①]

精神分析治疗需要解释之外的"更多的东西"带来改变，这一点长久以来已得到共识。使被压抑的冲动和幻想意识化，从这个意义上来说，解释可能是不够的。那么，精神分析治疗究竟如何带来改变呢？早在1995年，波士顿变化过程研究小组就开始思考如何发展出一种语言和一套体系，以阐述治疗性改变所需的那些"更多的东西"。我们尝试将心理发展研究、系统论和对临床过程的细致观察这些共同的优势集结起来，这批研讨会论文正是这一努力的首次呈现。我们将呈现在这里的框架视作仍在进行中的工作，还需要进一步的阐述和修订。在此，我们呈现这些研究成果，也希望能促进这一领域所需的对话，实现科学研究与临床理论和观察的跨学科整合。

我们观察到，大多数病人都记得他们与治疗师的、作为人与人联结的真实的"特殊时刻"，这些时刻改变了他们与治疗师的关系，从而改变了他们对自己的感受。在我们早期的讨论中，我们的注意力被这一观察结果所吸引。我们相信，这些主体间相遇的时刻构成了改变过程的关键部分。我们还发现，对于这样的时刻在治疗性改变中所发挥的作用，能够通过与最近的婴儿研究和目前的系统论概念相关联，而得到最准确的理解。

随着运用精神分析理论的传统架构来理解改变的过程，我们越来越明确——两种表征过程必须分别进行概念化。第一种表征我们称之为语义性（semantic）表征，因为它依赖于语言中的象征性表征。第二种我们称之为程

---

① 最初发表于 1998 年《婴儿心理卫生杂志》（*Infant Mental Health Journal*），19（3）pp.282-289。版权所有：1998 密歇根婴儿心理卫生协会（Michigan Association for Infant Mental Health）。经许可转载。

序性表征(procedural representation)。我们吸取了科尔斯壮和康托尔(Kihlstrom
和 Cantor)（1983）以及其他认知心理学家所做的区分，但是，我们对其进行
了修改，以适应我们的需求。程序性表征是建立于规则之上的、关于如何进
展、如何去做事情的表征。这种程序可能永远都不会以象征性的方式进行编
码，例如，知道如何骑自行车。然而，对我们来说，比骑自行车更为重要的
是，知道如何与他人一起做事。许多这一类的知识都是程序性的，例如童年
时，知道怎么和别人开玩笑、表达情感及获取关注。这种如何与他人一起做
事的程序性知识，我们称之为**内隐关系知晓**。通过运用这一术语，我们将内
隐关系知晓与其他形式的程序性知识区别开来，并强调这种"知晓"既是认
知的，也是情感的和互动的。这种内隐关系知晓远在语言产生之前就开始以
某种未知的形式进行表征，并持续以内隐的方式在人的整个一生中发挥作用。
内隐关系知晓通常在焦点注意和意识体验之外运作，无须转化为语言。语言
的使用可以服务于这种知晓，但是，调节亲密互动的内隐知晓并不是基于语
言的，通常也不会转化为语义形式。

　　认识到这样一个基于非象征性的表征系统，是婴儿研究的一个核心贡
献（例如：Ainsworth, Blehar, Waters, 和 Wall, 1978；Beebe 与 Lachmann,
1994；Tronick, 1989）。在我们的思考中，内隐关系知晓包含了一直被称作内
化的客体关系的内容。这个旧的术语——内化的客体关系——其隐含意思是，
从另外一个人那里获取，而非共同建构的调节模式（Tronick, 1989）。这个
旧的术语与病理学文献更相关，而非与适应性联结有关，它也常被用来指代
过去的关系，以及它们在移情中的激活，而非日常生活中不断接触和更新的、
更为一般性的表征模式。

　　因此，我们将内隐关系知晓视作一种建构，将其从"内化的客体关系"
提升到一个更为一般化的表征系统论概念。在这个概念中，内隐关系知晓
包含了正常的和病理性的知晓，并整合了情感与认知、行为与互动的不同维
度。在有利的心理发展条件下，内隐的程序性表征将变得更为相互连接、整
合、灵活和复杂，因为内隐关系知晓会随着日常互动中的接触，不断被更新
和"重新认识"。［正如埃德尔曼（Edelman, 1987）在神经元群选择水平上的

阐述]。

在治疗情境中，病人的内隐关系知晓的一些小的区域有可能成为言语表达和/或移情解释的主题。然而，这些能够在意识层面表达的区域，只是病人（和/或治疗师）以内隐运作方式处理关系这一过程中的一小部分。尽管这些"知晓"常常不是以象征性的方式进行表征的，但是，从防御性地被排除在意识之外这个角度而言它们也不一定具有动力性潜意识的性质。因此，内隐关系知晓大部分是在言语性的意识和动力性潜意识这两个领域之外发挥作用的。尽管我们在所有章节中都使用这一术语，但我们仍将其视为需要进一步修订的工作术语（更全面、更多地基于心理发展的讨论，见 Lyons–Ruth［1999］）。

除了内隐关系知晓，我们还需要另外两个概念来讨论非以解释为基础的治疗性改变。第二个概念是"真实关系"（这一术语也必须被视为仍在发展中，见摩根等，1998）。第三个概念是"相遇时刻"。

我们将"真实关系"定义为由病人和治疗师的内隐关系知晓的交集所组成的主体间场域。这一场域的延伸超越了移情 - 反移情的领域，从而包含真实的、个人化的参与，以及互动双方对彼此当下的"相处方式"的相对准确的感知。将这种主体间场域归为"真实关系"，其作用在于使之与关系中的精神分析成分相区别，后者所包含的语义性表征，可以通过言语性的解释来阐述。

与更为传统的观点相反，我们认为，治疗性改变的过程直接改变了主体间场域，而真实关系也受制于此。在传统的理论中，解释被视作语义性事件，它重新组织了病人的理解。而我们提出，"相遇时刻"是一种**交互性**（*transactional*）事件，通过改变病人与治疗师之间的主体间场域，重新组织病人的内隐关系知晓。这个主体间场域就是乔尼克等（1998）所称的意识的双元状态。

我们所说的"相遇时刻"是什么意思呢？当互补的协调行为和主体间识别（recognition）这两个目标突然同时实现时，相遇时刻就会出现。相遇时刻是共同建构的，需要互动双方彼此提供某些独特的东西。桑德（1995b）曾经指出，这些时刻的本质特性在于，需要对对方主观现实的特定识别。双方彼此都捕捉到、并认可一个关于"此刻在我们之间发生了什么"的感觉或其相似版本。

相遇时刻促进了父母 - 婴儿互动中的改变以及心理治疗中的改变。在婴儿发展过程中，婴儿的内隐关系知晓包含了婴儿与照顾者之间重复的相互移动（mutual regulatory moves）的调节模式（Tronick，1989）。这些调节性移动是为了对生命早年阶段出现的一系列适应性挑战进行协商，正如桑德（1962）和斯特恩（1985）等理论家所描绘的。在这种持续进行的、相互建构的调节过程中，婴儿和照顾者互动场域之间的配合变得越来越复杂和巧妙，有可能出现新的互动形式。举例来说，在躲猫猫的游戏中，一旦互动双方建立了对彼此移动的重复预期，就为下一步通过打破既定预期来"戏弄对方"创造了条件。对出现新的互动形式这一预期的共同感受，产生了情感的增进。毕比和拉赫曼（1994）唤起人们注意"情感的增进时刻"的重要性，将之视作早期心理发展和精神分析治疗的三个突出特征之一。我们会通过把情感的增进与对互动场域中出现的新的可能性的感知结合起来，进一步阐述这个概念。在积极的情况下，这些新的互动可能性会产生更为复杂、更为整合一致的主体间调节，因为它们整合了婴儿新的心理发展能力，或者说更充分地实现了婴儿现有的及潜在的情感能力，使婴儿的适应更令人满意。

朝向更包容、因而也更整合一致的相互调节系统的转变，取决于父母与儿童之间的相遇时刻。这些已经改变主体间场域的时刻，允许改变出现在互动双方彼此，并且是在能够实现的调节范围之内。它们标志着新的主动行为开始发挥作用。现在，共享体验的新形式围绕着先前未被识别的能动性形式而展开，双方彼此的内隐关系知晓也有必要发生改变。新的可能性不仅被上演，而且代表着将来的可能性。乔尼克等（1998）在对意识的双元扩展状态的讨论中，进一步阐述了主体间相遇时刻所固有的、更包容、更整合一致的调节性特点。

下面通过对一位年轻的母亲及其 18 个月大婴儿的描述，我们可以看到这些概念在心理发展领域中的呈现。正如大量关于依恋的文献所证明的，婴儿与照顾者之间就安抚性联结进行协商的策略，是在一系列与父母相互调节的协商中建立起来的，这一形式也是在生命最初 2 年呈现出的内隐关系知晓方面被记载最多的形式之一（文献综述见 Bretherton，1988；Lyons-Ruth 和 Zeanah，1993）。在安斯沃斯（Ainsworth）的婴儿接近父母策略标准评估中，被观察的母亲和婴儿在一个不熟悉的实验室的游戏室中，经历两次为时 3 分钟、带有中等程度压力的短暂分离，然后让他们重聚。最近的证据表明，在这些短暂的分离中，即使婴儿没有表现出明显的沮丧，但仍有生理上的唤起。在这种产生压力的时刻，母亲与婴儿在身体和情感互动方面的流畅性，能够减缓由下丘脑 - 垂体 - 肾上腺中枢调节的、对更长期的压力反应的触发。（Hertsgaard，Gunnar，Erickson，和 Nachmias，1995；Spangler 和 Grossmann，1993）。

这位母亲与她 18 个月大的女儿——我叫她特蕾西，之前已经接受了 9 个月的家访式心理治疗，既为了稳定这位母亲的生活状态，也为了帮助她更加一致地为特蕾西提供情绪方面的帮助。在这段家访期间，特蕾西和她的母亲一直在努力寻找彼此身体和情绪接触的更为满意的方式。她们这种为协调出更为满意的联结时刻的共同努力，在实验室观察的治疗时段中也表现得非常明显。然而，正如你们在接下来的叙述中将会看到的，这次特别的治疗在她们之间产生了微妙的转变，也就是出现了相遇时刻，这也让我们所有人都感到惊讶。

到了实验室的游戏室后，有几分钟的时间特蕾西一直东摸摸、西看看房间里的玩具，而她的母亲则在和一位女性研究助理聊天。当母亲第一次离开游戏室时，特蕾西并没有表现出任何明显的不安。她继续玩玩具，不理睬那个研究助理。然而，当助理站起来准备离开时，特蕾西马上警觉起来，看着门。当她看到母亲正在走进来，马上转移了视线，扭过脸去。母亲向她打招呼："嗨！"站在她的面前。特蕾西仍然不看她，说："妈妈！"语调是愉快的，然后看向妈妈，试探性地向妈妈走了几步，像是要和她走到一起。妈妈说："你在做什么？"但是，妈妈没有向特蕾西走过去，也没有蹲下来迎接她。特蕾西侧身走过妈妈的腿，眼神空洞，绕着妈妈转，然后用力推开门，想要离开房间。妈妈强制性地把她的手从门上拿开，说道："来这里，看看妈妈拿了什么。"特蕾西拉开妈妈的手，背对她，把自己拿着的玩具使劲扔在地板上。接下来继续背对着妈妈、推门，同时不理睬妈妈和她一起玩的邀请。最后，妈妈用手拉着她，特蕾西跌坐在母亲拿着的玩具上。她仍然忽视这个玩具，边走边把头转开，没有明显表现出想要和妈妈的身体更靠近，然后走过了妈妈，又在她身边蹲了一小会儿，背是转过去的。之后她站起来，走回到门那里。最后，在房间里漫无目的地转了几秒钟之后，她面向妈妈坐了下来，开始玩摆放在她们中间的玩具，这时母亲看着她，温暖而适切地夸奖她。

当母亲出现时，特蕾西表现出回避和不一致的行为，与此形成对比的是，当母亲再次离开的时候，她表现得相当沮丧。那位助理走进来试图参与她的活动，也无法安慰她。当她第二次看见母亲出现在门口的时候，她尖叫道："妈妈！"语调是开心的，开始向妈妈跑去。她的妈妈并没有用同样的喜悦回应她，而是说："嗨，你都做了些什么啊？"作为回应，特蕾西一边奔向妈妈，一边大声地吵嚷起来。也许由于特蕾西的抗议，当她靠近时，妈妈伸出手，蹲了下来，重复了一遍，"你在做什么啊？"特蕾西的手举得高高的，妈妈先是从特蕾西手臂下面抓住她，然后用自己的手臂完全抱住她，因为特蕾西在向上推开她的身体。然后，只有短暂的紧紧拥抱，妈妈就放开了她，退后一点，看着她，说："你想我吗？"当妈妈退后的时候，特蕾西清醒了，然后又哭闹起来，想再回到母亲的怀抱中。她的妈妈再次不舒服地紧紧抱着她，说着："没事了，没事了，没事了。"然后她将特蕾西抱了起来，走向玩具那里，坐在地上，让特蕾西坐在自己的膝盖上，把她的注意力引向地板上的一个玩具。特蕾西无动于衷地看着玩具好几分钟，僵硬地坐在妈妈的膝盖上。然后，特蕾西茫然地盯着空中，开始哭闹，从妈妈的膝盖上滑下来，再次面对妈妈站着，伸出自己的双臂。妈妈张开自己的手臂作为回应。在这漫长的一分钟里，她们动也不动地站在那里，伸出自己的双臂，默默地面对对方。然后，特蕾西释然地笑了一下，完全跌进妈妈的怀抱，让自己的整个身体放松地趴在妈妈的肩膀上。妈妈露出一个开怀、愉悦的微笑作为回应，并且紧紧地抱着女儿，摇着她，拥抱着她。这个时候，妈妈通过一边抱着女儿摇晃，一边喃喃地对她说："我知道，我知道"，明确地识别并认可了这一相遇时刻。

根据我们的观点，母亲与孩子协商出一种更协调、更包容的相处方式，她们在最终的相遇时刻，实现了这两个目标：互补的协调行为过程以及特定的主体间识别——相遇时刻和意识的双元状态。最近关于皮质醇代谢和依恋行为的研究证实，在观察结束时，特蕾西和母亲达到了更充分的情绪共享，构建出一个更包容的协调性调节系统。母婴之间开放的、回应性的交流，与轻度应激下的皮质醇分泌减少存在相关（Hertsgaard 等，1995；Spangler 和 Grossmann，1993）。

我们坚持认为，这种相遇时刻改变了每一个参与者对内隐关系的预期，标志着母婴之间新的主动行为开始发挥作用。这样的相遇时刻为展开新的共享体验，以及在她们之间产生新的更具相互性和回应性的调节范围创造了潜力。

总之，这些主体间相遇的时刻，是在婴儿与照顾者的内隐关系知晓中得以体验并表征的。它们也在病人 - 治疗师的互动中被体验到，在病人的内隐关系知晓中产生类似的改变。病人与治疗师之间的这些"相遇时刻"可能会、也可能不会成为解释的主题。但是，这些相遇时刻为展开更加复杂的和内在一致的相处方式打下了基础，为怎样在互动双方的内隐关系知晓中对关系的改变进行表征提供了相应的变化。

第二部分

治疗性改变过程：
心理发展观察对成人心理治疗的意义 ①

心理治疗中引发改变的机制，充其量也只能说，尚未得到充分的理解。在探索改变过程这方面，我们的工作小组始终在思考：正在发育的婴儿可能是所有人类个体中改变最为迅速的。当然，基因一直都是很重要的激发因素，能够带来新的能力，让改变得以发生。但是，如果没有合适的环境来塑造、促进并助长这些改变，那么，要么发展不出现，要么出现适应不良的发展。将这些因素考虑在内，我们尝试从早期心理发展中的改变过程这个角度来思考治疗性改变的临床过程。我们这个小组主要由发展心理学家及临床工作者组成，但我们的想法并不像通常那样只是为后来的心理发展寻找一些先兆，而是细致地探索改变过程本身，几乎不考虑改变了什么。

在了解精神分析取向治疗过程的详细记录并展开研究时，我们对以下四点印象最为深刻：

1. 大部分导向突变的行为都涉及智能的广泛领域，我们称为内隐（程序性）知晓，尤其是在特定的关系情境中如何做、如何思考和如何感受的内隐知晓。这种知晓不是意识层面的（也不是动力性潜意识的，也就是说不是被压抑的）。它只是在觉察之外发挥作用。我们将之称为内隐关系知晓（见第 1 章和本章中 Lyons-Ruth 等）。

---

① 最初发表于 1998 年《婴儿心理卫生杂志》（*Infant Mental Health Journal*），19（3）pp.300-308。版权所有：1998 密歇根婴儿心理卫生协会。经许可转载。

2. 治疗时段中的微观过程（microprocess）似乎是以即兴的模式发生的，在这种模式中，到达一个目标所必需的小步骤是无法预测的；目标本身并不总是明晰的，常常还没有被注意到就转变了，在母婴互动中似乎也是如此（见 Tronick 等，1998）。

3. 在治疗时段中，具有突变性潜力的点出现在未曾料到的"时刻"。这个"时刻"被理解为一个短暂的主观时间单元，其中，一些对将来产生影响的重要事情正在发生。我们称之为"现在时刻"。这样的时刻被视作复杂动力系统的浮现属性。从这个意义上来讲，它们是这个治疗时段中的非线性跳跃。我们发现这些时刻的松散性，对于临床工作者在直觉上是相吻合的，对我们整个小组也是有用的，对母婴互动也是如此（见本书 Lyons–Ruth 等；Tronick 等，1998）。

4. 当"现在时刻"被病人和治疗师抓住而实现了一个"特定的相遇时刻"时，他们创造了一个不同的新主体间背景，互动双方的内隐知识也改变了——即关系改变了。这个过程并不需要解释，也不一定要通过言语转化为外显的。

本章的其余部分将试图描述这一治疗性改变过程，并为之确定一套术语，寻找其与心理发展变化过程之间的联结。然后，我们将简要地研究一些说明性和描述性概念。

描述治疗过程的概念和术语

让我们假想一个示例性的（原型）治疗时段，假设从病人 - 治疗师这一双元体的特定主体间性状态开始。这就是初始状态（状态 1）。我们所说的主体间性状态，指的是双元体彼此的共享内隐关系知晓，涉及他们自己、对方、以及他们习惯如何工作和共处。大部分是对他们关系的重要方面的非意识性表征。

"前行"

在这个初始阶段（状态 1），病人和治疗师开始一起工作。通常会有一个可见的目标，这个目标的持续时间是可变的。例如，病人和治疗师此时的目标是理解病人现在的焦虑与其早年和母亲之间关系的联系。他们以我们称之为"前行"的连续过程朝这一目标移动。这种目标导向的移动过程大体上是非线性的。可尽管他们能感受到或大略知道他们正在去向哪里，但是，他们并不确定他们将如何到达那里——也就是说下一个步骤会是什么，也并不确定什么时候能够实现目标，或者，甚至是否能实现。此外，在他们追寻这一目标的过程中，目标本身也可能会发生转变。他们都处于一种即兴的模式中。这一前行过程中的每一个步骤，都叫做"当下时刻"。

举例来说，治疗师说道："你有没有意识到这三次咨询你都迟到了，这对你来说不寻常。"病人回应道："是的，我知道。"沉默。这个交流构成了一个"当下时刻"。它重新定义了这个话题，并改变了其方向。

病人然后说："上周你说了一些话，真的惹恼我了……"又一个"当下时刻"启动了。如此继续下去。

这些"当下时刻"是前行过程的一个个步骤。在每个步骤之间存在某种微小的不连续性，但当这些步骤串连在一起，就会连贯地进展下去，尽管过程并不平稳。

简言之，我们所谈论的是一个有边界的主观时间段，其中某个动机被激发，对正在讨论的内容和目标进行微调，进而调整主体间环境。"当下时刻"持续的时间通常很短，因为作为一个主体性单元，一段只需要捕捉到"此时、此地、在我们之间发生了一些什么"的感觉即可的时间。所以，持续时间从几微秒到数秒不等。"当下时刻"围绕着意图或愿望及其确定而构成，在向目标移动的过程中，描绘出伴随着张力的戏剧性路线（请见 D. N. Stern, 1995）。

通过乔尼克对父母 - 婴儿互动过程的描述，我们已经熟知了这种即兴的自我发现及自我修正的过程。这个过程中包含了"匹配 - 不匹配"，也就是破裂和修复（Tronick，1989；Tronick 等，1998；Tronick 和 Weinberg，1997）。这一点在诸如自由玩耍的情境中表现得尤为明显。在这种游戏中，除了彼此逗乐以外，甚至没有特定的目标。互动导向一个主题及其变化的形式，即兴的变化一个接着一个，这个主题玩厌了，会有一个新的主题（通常是相关的）出现，并展开各种变化，在这一轮一轮的互动中同样也有着许多不可避免的失误。这个过程几乎完全是即兴的（Beebe 和 Stern，1977；Gianino 和 Tronick，1988；D. N. Stern，1985；D. N. Stern 等，1977）。

父母和婴儿之间以即兴模式（improvisational mode）发生了这么多的事情，了解了这一点，使我们了解到对破裂进行修复及中途修正反应的重要性，这正是母婴互动过程所需要的（本书中 Lyons-Ruth 等；Tronick，1989）。事实上，逐渐以内隐的方式知道如何修复和改变即兴过程的方向，是父母 - 婴儿互动中的主要潜藏议程之一（Tronick 和 Cohn，1989）。此外，在父母 - 婴儿互动中，许多活动的重复具有"前行"的特性，并由此产生了一系列的"当下时刻"。这些重复成为极为熟悉的准则，借此可以预期在"前行"过程中和一个特定他人在一起的时时刻刻会是什么样的。以这样的形式，"当下时刻"成为"和另一个人相处的图式"的表征（D. N. Stern，1995）。这些图式处于内隐关系知晓的领域。它们也是鲍尔比的工作模型的基本组成部分，也是大多数内化知识的基本组成部分。这些内隐关系图式得到了婴儿研究学者极大的关注，他们不得不思考"婴儿的非言语关系知识先于外显的言语化存在"这一议题（见 Lyons-Ruth，1998；Tronick，1998a）。

成人心理治疗中的"前行"过程也非常相似。如果留意反复出现的互动序列，会发现这些序列与我们所关注的婴儿期情况是类似的，它们会向我们揭示病人关于他与治疗师的内隐关系知晓，对治疗师也是如此。从本质上来说，这就是"未思索就知道的"（Bollas，1987），或者"未经反思的潜意识"（Stolorow，Atwood 和 Brandchaft，1994），或者桑德勒提出的"过去的潜意识"（Sandler 和 Fonagy，1997）。即使这些内隐表征是潜意识的，也不一定处于任何形式的压抑之下。（用精神分析的术语来说，它们是叙述性的潜意识，而非动力性的潜意识）。

　　总之，串连在一起的当下时刻组成了前行过程，乔尼克称之为相互调节的过程——匹配、不匹配和修复。"当下时刻"、以及这种前行的方式，二者都出现在每一对双元体所熟悉的框架中并成为其特征。

"现在时刻"

　　在前行的进程中，突然之间，一个个性质不同的、未曾预料的时刻出现了。这是一个"新出炉的当下时刻"，一个投注了情感的"真相时刻"。这其中也蕴含着对当下或长远未来的潜在重要意义。这就像古希腊所称的恩典时刻，如果一个人想要改变他的命运就必须抓住这个时刻，如果没有抓住，这个人的命运也会因没有抓住它而改变。这也是将互动双方完全拉回当下的时刻（我们，尤其是治疗师，在大多数时间只是一只脚踏入"当下"）。由于这些不同的原因，我们称这样的时刻为"现在时刻"。

　　举两个简单的例子，这两个例子都会因违背治疗的框架而遭到质疑。假设一个病人在接受精神分析治疗，正躺在躺椅上，他突然说道："我想要看看你的脸上发生了什么，我现在要坐起来看！"或者，想象一个病人进行的是面对面治疗，他说道："我已经厌倦了总是看着你的脸，这让我分心。我要把椅子转过去，背对着你，朝着墙，就现在！"（更多精心描述的例子，见Bruschweiler-Stern 等，1998；Harrison 等，1998；本章的 Nahum 等。）

　　"现在时刻"被视作由两个人组成的复杂动力系统在治疗过程中前行时的浮现属性。这一浮现的时刻挑战着、或者说威胁到了正在进展的初始状态的稳定性（就像上面的例子）。它宣告了动力系统（状态 1）的被扰动，及向新状态（状态 2）的潜在转变趋势。这种复杂动力系统的重新排序已经得到越来越充分的理解（E. Fivaz，R. Fivaz 和 Kaufmann，1979，1983；R. Fivaz，1996；Maturana 和 Varela，1987；Thelen 和 Smith，1994）。

　　只有当前行过程发生在特定的背景（系统）中时，这种浮现属性才会出现，在这个特定的背景（系统）中，规则是由既有技术支配的，而这种技术是互动双方（以内隐的方式）充分了解的。作为浮现属性的"现在时刻"，打破了双方共事的通常权威方式带来的平衡。它提供了一个新的主体间背景。从临床方面来讲，这种时刻是困难而具挑战性的。它需要偏离这个双元体通常所使用的技术移动（尽管不一定会偏离治疗的技术"规则"）。

尽管知道"现在时刻"发生的可能性，甚至期待它的发生，但当"现在时刻"浮现时，治疗师和病人仍会感到惊讶，这是从卸下防御的意义上来说的，因为这一时刻出现的确切形式和准确瞬间是未曾料到的。它呈现出一种非线性的跳跃。这一时刻从习以为常的轨道中跳出来，而且就出现在没有为之准备却遭遇到它的瞬间，治疗师（和病人）由此体验到焦虑。并且他们无法确切知道接下来要做什么，除非他们迅速诉诸于习惯的互动方式，当然他们也许会这么做，然后就假借既有技术运作下去。他们处于不熟悉不知道该做什么的领地，带着蕴藏在其中的所有成功的希望或失败的可能性。如果治疗师"知道"要做什么，他很可能已经错过了这一"现在时刻"，或者迅速隐身于技术之后。在成人的病人-治疗师的双元体中，浮现属性来自这一复杂动力系统的固有工作机制。在婴儿预设程序的心理发展转变中，以及在这一系统固有的、相互调节的工作机制中，产生了双元系统内的浮现属性（Tronick，1989，1998a）。

"相遇时刻"

一个被治疗性地捕捉到的、被双方彼此所体认的"现在时刻"，可以转变成一个"相遇时刻"。这需要双方彼此在对"现在时刻"进行回应时，贡献出自己作为一个个体的独特而真实的东西。作为治疗师这种回应不是一个技术性或习惯性的治疗移动，它必须是即兴的，以配合这种超出预期的情境的独特性，而且必须带着来自于治疗师自己的感受和经验的个人印记，总之它超越技术与理论。之所以必须如此，是因为"现在时刻"打破了初始的主体间背景的平衡；所以，它只能在彼此之间如此呈现。也只有当这种呈现往下进展，且被彼此所识别并认可时，新的主体间状态才完全形成。

　　行为状态和主体间状态的类似转变，很容易在父母 - 婴儿的互动中看到。举例来说，当社交性微笑的出现伴随着持续的彼此对视和发声时，父母和婴儿用面部表情或声音的交流来相互逗乐。他们正在"前行"。然后，一些无法预料的事情发生了（比如说，一个有趣的表情，或是未曾料到的声音与面部表情的同步出现，突然间，他们同时大笑了起来）。这一互动被激发到一个更高的新的喜悦的水平，这可能是婴儿从来没有到达过的水平，也从来没有在他们之间作为主体间背景加以分享过。

　　关于这种主体间环境的改变可以这样描述：参与双方在初始的主体间状态（状态 1）中前行，一个"现在时刻"浮现了，将主体间状态推入一个不稳定的转变区域。这个"现在时刻"将对他们关系的内隐知识进行重新评估，如果"现在时刻"的这个诉求被接纳，且新的主体间背景在一个"相遇时刻"中呈现出来的话，那么，这个"现在时刻"将会发挥作用，把内隐的主体间背景快速推进到一个新的状态（状态 2）——意识的双元状态（见 Tronick 等，1998a），使系统重新稳定下来。然后，病人和治疗师再次继续前行，但这次是在新的主体间背景中前行。最终的结果是，两位成员的内隐关系知晓都发生了改变。

　　"相遇时刻"的观点也来自对婴儿的研究。桑德（1988，1977）提出这一术语来描述父母提供的具有特定协调性的行为，引导并促进婴儿状态的转变。例如，当母亲总是唱同一首歌，或者对婴儿进行例行的抚摩仪式，将婴儿从睡意朦胧的状态带入睡眠状态。

"开放空间"

　　桑德（1988）观察到，紧接着"相遇时刻"，在婴儿 - 父母的互动过程中，出现了一个"开放空间"，在这个空间中，互动双方从他们特定的相遇中脱离出来，我们可以在对方在场的情况下独处。在成人心理治疗中可以观察到类似的停顿。我们可以假定，在这个开放空间中，双方彼此都能够吸收"相遇时刻"中的营养，在这个被改变的他们现在所栖居的主体间状态中找到新的平衡。

"开放空间"结束后，互动双方再次继续前行，但现在他们是在一个新的主体间背景（状态2）中前行。他们的内隐关系知晓也被扩展——意识存在的双元扩展——他们之间的关系也改变了。

"现在时刻"的其他命运

如果"现在时刻"没有被抓住而成为"相遇时刻"，那么，就可能导向其他不同的结果：

（a）"现在时刻"可能仅仅是被错过。这是一个失去的机会，但是，机会通常会再次出现。

（b）也可能出现失败的"现在时刻"。这一时刻不是因未加留意而溜走；相反，这变成了一次失败的"相遇时刻"。如果这个失败始终没有得到修复，最严重的后果是，要么是主体间领域的一部分对治疗关闭，就好像被某个人宣布"我们不能去那里"；要么更糟糕的情形是，对治疗关系基本感受处于严重的怀疑状态，以至于治疗再也不能继续下去（无论实际上是否终止了治疗）。

在父母-婴儿的关系中，"现在时刻"经常会被错过，或遭遇失败。这种情形不算那么严重，因为心理发展的推动力会确保这样的时刻再次出现。唯一的问题是，这种新的属性如何被整合到关系中。在病人-治疗师的情境中，捕捉这些时刻的机遇相对较少。由于失败的尝试对病人来说通常是非常痛苦的体验，以至于他们会避免冒险再次捕捉并利用这样的机会。然而，通常还是会出现几次修复的时机。

（c）当失败的"现在时刻"被再次捕捉到的时候，它们可以得到修复。这需要一个新的"相遇时刻"，即从相互调节中浮现出的双元扩展。

（d）有些"现在时刻"延续了许多次治疗，并被持续投注情感。它的紧迫性会起伏变化。类似地，有些"现在时刻"可以作为重要事件被标记，在将来的某个时刻必须再次回到那里，但不是在这一时刻。由此，治疗争取到了它所必要的时间。

（e）最后一种可能性是，一个解释通过在外显知识的领域中发挥作用，也能够处理一些"现在时刻"，当然并不是所有的"现在时刻"。从这个方面来说，需要注意：大多数时候恰当的解释作为结束语也可以包含一个特定的"相遇时刻"，这取决于这个解释的情绪效果。它在内隐关系知晓的领域中发挥作用，但这取决于有必要避免干巴巴地运用技术解释，而是要使解释成为改变外显和内隐关系的突变性事件。

总之，解释是通过外显知识改变病人的内在心理背景的动作。而"相遇时刻"则是通过内隐关系知晓改变病人的主体间背景的动作。这两种机制可以单独运作，或是共同运作（见 Lyons-Ruth，1998）。

总　结

我们已经尝试用心理发展过程的视角和动力系统论中关于改变的概念，来研究心理治疗中的改变过程。我们采用的基本数据是心理治疗师对其治疗的各个时段的详细报告。主要的研究发现在于认识到，即使是在"谈话疗法"中，大量的治疗性改变实际上是发生在程序性知识的领域中（这一领域不是在意识层面的），尤其是发生在关于特定关系情境中如何行动、感受和思考的内隐知识（内隐关系知晓）这一领域中。我们提出，这个领域的突变性过程就是"相遇时刻"。这是双元系统的浮现属性，将其推入一个新的主体间状态——乔尼克等提出的意识的双元状态——由此，关系被改变。

第三部分

个案示例：前行
改变是逐步的还是突然的？ ①

序 论

现在，我将呈现对一位女性——我称之为琼（Jean）——的精神分析治疗的简短片段。治疗仍在进行中。这是依据我的逐字稿整理而成的材料，相当典型地呈现出某种序列性。这种序列过程成为我与她共同工作的特征。我们的工作的突出之处在于，琼的总体适应是逐渐改变的，但积累起来则是巨大的改善。这里对她的情况作一简单说明，前来治疗时，她的职位相当于研究助理，远低于其学历水平；她对开车有着严重的恐惧。现在，她已经是其领域里非常著名而受尊敬的学者，她的著作和教学都具有影响力；她在世界各地出差，也不再害怕开车。

临床示例

琼现在45岁左右，前来找我治疗的原因是当她的丈夫保罗接受了在另外一个城市的教授职位时，她产生了自杀的想法。她感到无法和他一起搬迁，一年后他们离婚了。她从结婚后的头几天起就不断在想："我不确定这段婚姻是否适合我。"

这位女性聪慧、富有魅力和艺术素养——现在是一个智囊团的成功学者。

---

① 最初发表于 1998 年《婴儿心理卫生杂志》（*Infant Mental Health Journal*），19（3）pp.315-319。版权所有：1998 密歇根婴儿心理卫生协会。经许可转载。

以下这句话也许是将她的特点描述出来的最佳方式：她只有在和他人没有密切卷入的情况下才能体验到自发性和自由度。治疗中，这种对她和另一个人在一起时的体验的描述，对她的能动感产生了巨大的冲击。她和我的关系则成为这种描述的一个重要的例外。

下面我将试图说明，在琼的长程治疗中（现在已经成为精神分析），在"性"这个议题方面我们是如何前行的（事实上，我们很少直接讨论性的议题）。我选择这一点的原因在于，琼从感到不被理解到感到被理解，这一点改变了整个背景，使她能够清晰地说出在前一刻与我在一起的体验。由此，她能够和我谈论一些她以前从来都不能讨论的事情，就这一点而言一个"转变"发生了。这里隐含的理念是，转变不一定要包含对它发生的那一刻的觉察。实际上，我们的模式可能比读者所认为的更具渐进性。

性和精神分析这两个词在很多人的心目中注定紧密相连。然而，琼多次表明，假使我将她的想法解释为代表了关于性的想法和愿望，我便无权声称自己有资格理解她微妙、复杂的内心世界。除了她在离婚时的一段短暂的风流韵事之外，从大约十年前至今，她一直都是节制性欲的。我们甚至可以称她是禁欲者。在她的婚姻中，她感到与保罗之间并不频繁的性是令人痛苦的，是如此的不愉快，以至让她感到深深的羞耻。

她一直确信性并不是女人享受的东西。对她来说，这是文化中的一个公开的秘密，而男人试图对此视而不见。在治疗中，她也不谈论关于性的幻想、愿望或恐惧。她看起来也不会从性的角度去想其他人，尽管她自己生活在害怕被别人如此看待的极度恐惧中。她感到文化在利用女人的性特征来贩卖一切，对此她常常极力反对。

我将要描述的序列过程始于一个星期五，在琼告诉了我一个她的梦之后。这是很少发生的。在我看来，只有在她的梦中，性才会出现。不变的是，这些性梦带有怪异或暴力的特征，而且总是解离的。就像在她的真实生活中一样，她从来都不是那个发生性行为的人。在前几天的分析中，我想尽办法传达给她，她所说的自己那乏味、邋遢的衣服，并不能很好地保护她不被羞辱、贬低，或者不被看成某种自认为性感而实际并不性感的人，相反，这确保了她不会引发欲望。

在那个星期五，我说，"你有没有注意到，性在你的梦中出现得多么频繁？""没有啊，"她咯咯地笑，"好像不频繁啊。"她显然乐于表示反对。在要求我多说一些我指的是什么、以及我为何如此逼迫她之后，她有些严肃起来，继续说道："当它出现的时候，它是一个黑匣子，是某种让我感到怀疑、感到不确定、感到害怕的东西。"

星期一，我们先讨论了塞尚的画展，我指出她对这位艺术家的认同，因为其早期作品表现出大量暴力和性的意象。这番话使她很感兴趣，接着她说道："自从你说我的性欲被隔离了，不在我的生活里，我就想到，是的，是这样的，这是一个非常悲伤的丧失。但是，事情可能还要糟糕许多，我不确定你能够理解。在有些事情上，你的理解与我的非常不同。假使我的性欲能够更好地整合，我可能会嫁得更好。但是，那样的话，我就无法抵御生孩子的压力。""你感到被推入某些事情中，这就是主题。"我说道。她热烈地表示同意，然后说，她担心假使她最终想要性，是否能找一位合适的性伴侣，以"抵制不断被灌输的文化习俗。"我说："你可能不知道，那是否是真实的你。""正是如此，"她回答道，"我对自己并没有那么坚定的信念，也就是如果我终于喜欢性了，我能够知道，这到底是我自己的，还是被灌输的信息。也许没有办法过滤掉来自外部的、关于性和孩子的信息，而它就成为了你的一部分。"接下来的沉默持续了几分钟，她用惯常的方式打破了沉默，也就是问我在想什么。这里，我选择回答这个问题，我说："我只能想，你害怕被别人影响，还有与我的相处也一定让你非常苦恼吧。"琼说道："当我们谈论被别人影响的时候，我说你可能会因不理解我而伤害我，那与我从你这里吸收东西是不同的。由于你给我的所有这些帮助，我总感到，我不得不负起责任要透露点什么，也就是呈现一些东西给你，并弄明白你的出发点，这仍然是个问题。""这是无法避免的，不是吗？"我说。"是的，"琼回答，"我害怕我可能会到达一个地方，在那里我再也无法控制或引导我们将去往哪里。"在这里要插一句，可以说，当她被理解的时候，和另外一个人在一起就不再构成冲击了。此外，当我说"这是无法避免的，不是吗？"这里的元沟通就是，我接纳了她那被恐惧驱动的、控制涌流的防御性需要。

　　星期二，琼在一开始就告诉了我一件工作中的事情，她给一位叫做唐的男性同事分配了一些他可以轻松胜任的工作。"这太疯狂了，"她宣称，"这是一种被强暴的感觉，也就是被性侵犯，就像和保罗（她的前夫）在一起那样。我成了那个欣然要给他提供工作的人！我感到犹疑也不是办法，因为我不想做一些让自己看起来很奇怪的事情。我不仅随意地同意了，还给了他想法，我使自己陷入了一种被侵犯的惊慌的状态。然后我想从我们昨天中断的地方继续开始。"她继续说道："如果你有那样的观点，你可能会让我觉得，除非我生孩子，否则我无法快乐。我知道你不是那样想的，你比我开明多了，你不是 50 年代的弗洛伊德主义者。"她刚打消了一个害怕我的理由，马上又构建了一个新的，"但是，你是 60 年代成年的，也许你有那种 60 年代的幻觉，就是整合的性适合每一个人。这就是为什么当星期五你说我从来不谈论性的时候我会感到疑惑的原因，那天我谈到了性。"我回应说："那我们接着这点说，当你谈论与唐之间发生的事情时，你在谈论你的性欲。""是的，"她说，"你眼光太短浅了，我想。我一直在和你谈性。"我说："你这个弗洛伊德主义者，你认为一切都是性。"她大笑了起来，反驳道："你是 60 年代的嬉皮士，你把性欲想成生殖器的性。但是，你并不否认，当我描述与唐之间发生的事情时，我是在谈性，那么，你还抱怨什么呢？"我回答道："如果是这样的，那你和我现在都被卷入到性当中，但不是 60 年代那种令人愉悦的、相互实现的性，这是一个人把自己强加给对方的性，我把我自己强加给你，而你必须同意。"

　　星期三，琼一开始就说："昨天分析后我感觉不错，感到被赋予了活力，我们把讨论从星期五又向前推进了，当时我感觉，咦，我是这样的人啊！我的性欲是解离的。我当时感到，你不应当因为我无法做'你想要我做的事'而指责我——然后昨天，你对我所说的'我确实在谈性、只是不是生殖器的性'这一点如此开放。我从感到歉疚、到进而提出我自己的观点。还有一件事，昨天我意识到，当你在星期五说我不谈论性的时候，这对我来说，感觉就像一套性爱动作，说得更具体一点，我感到你想要我脱掉衣服、看着我，这让我毛骨悚然。你证明这一切的理由可能会是'你应该拥有性，这对你有好处，突破这些幼稚的感受，我懂得比你多。'"我回应道："昨天你意识到，你在星期五的感觉是很重要的，我也同意，我们从星期五走过来了，这很好。我们更清楚地看到，被剥削、被羞辱、被控制的感受在你对自己和对自己的性欲的感受中所弥漫的程度。"琼回应道："我不认为我的性欲是向一端偏离的，当你说，害怕被操控的恐惧弥漫在我生活的所有方面时，这就是我所指的整合，只是这是一个有问题的整合。"

讨　论

读者可能猜到，我不得不精简和省略了许多丰富的联想材料，但是，我想要呈现随着时间流逝而发生的转变。在这个转变中，琼变得能够谈论一些事——性——在此之前她无法谈论。这种从感到不被理解到感到被理解的移动序列重复出现，改变了背景，使得她能够表达出当时未被识别的、某个特定时刻她与我在一起体验到的什么。她的话"昨天，你对我所说的'我确实在谈性……'这一点如此开放"，标志着我的行为挑战了她的预期。我们可以将这视作差距学习（delta learning），也就是说人们获得关于这个世界的某些认识，是由于一些自认为会发生的事情没有发生，此处是指一些不好的事情，即她以为我会不开放。由此她的警戒降低了。她从一个无助的、对他人的回应者，甚至更糟的可能性，被征服的回应者，或者用她的话说，"消亡的"回应者，向"成为交流中的一个具有能动性的人"移动。每一次当病人能够动员自己在互动中的主动性时，"我从感到歉疚、到进而提出我自己的观点"，她能动性的感受都以之前没有被认识到的方式改变并增强。最终在能够将她的愿望作为自己的愿望来申张这一点上，她上路了。

人们可能会问，在这个示例中，相遇时刻出现了吗？我的答案是："是的，但是"。尽管我们终于走到了一起，问题在于，在哪个时刻呢？节点时刻是：

（a）星期五，我问道："你有没有注意到？"

（b）星期一，我说道："这是无法避免的，不是吗？"

（c）星期二，"那我们接着这点说，当你谈论你与唐之间发生的事……""是的，"我们之间开玩笑的交流（"你这个弗洛伊德主义者……""你是60年代的嬉皮士"）

（d）星期三，"我当时感到，你不应当……指责我……然后……你对我所说的……这一点如此开放……我从感到歉疚、进而到提出我自己的观点。"正是在这里，琼发生了转变。但是，却是在第二天（星期三）她才告诉了我，我们就在这一点联结上了，她说："我意识到，这感觉就像一套性爱动作。"

我们希望，通过这个小组的持续工作，能够更好地了解逐步的改变和突然的转变中的差异，以及在量性转变和质性转变中的差异（如果存在这样的差异的话），从而更好地理解它们之间的内在关联。

第 3 章

"我感觉到你感觉到我感觉到了……"：桑德提出的心理治疗情境中的识别过程和关系移动 ①

---

① 最初发表于 2000 年《婴儿心理卫生杂志》(*Infant Mental Health Journal*)，21（1-2）pp.85-98。版权所有：2000 密歇根婴儿心理卫生协会。经许可转载。

引言

这一章将对识别过程（recognition process）进行更深入的探讨，包括路易斯·桑德著作中所涉及的这一概念的历史与发展。我们撰写这一章的目的在于强调识别过程在一方领会另一方的意图和方向时所具有的核心性重要意义。这一过程对于双元体保持协调一致的共享方向（fitting together）非常关键，其重要性会在后续章节中更详细地阐述。

正如第 1 章中解释的，我们已经认识到，改变的关键涉及一些特殊的时刻，在这些时刻中存在着对意向性（intentionality）的相互识别，以及双方彼此朝向对方协调其主动行为的特异性。所有这些都暗含在我们提出的相遇时刻的概念中，但是，还没有得到充分的阐明。从改变过程的视角来看，相遇时刻的效用不仅仅是扩大主体间场域，增强其复杂性和整合一致性，还包括增强双元体在此过程中被赋予活力（vitalization）的感受。

我们小组中的一位成员路易斯·桑德一直深受生物系统论研究的影响。这些系统表现出复杂性、特异性、组织性和内在一致性（coherence）的原则。他影响深远的贡献之一，是应用这些原则理解人类的主体间互动。在这一章，里昂－鲁斯将阐述识别过程这一概念对理解人类互动、以及相关的心理发展和治疗性改变过程具有怎样的关键作用，并呈现心理发展和心理治疗两方面的案例。

　　早在 30 多年前，桑德就已成为我们小组中关于双元系统最主要的理论家之一了。实际上，桑德也是少数已经认识到描述一个相互协调的两人系统浮现这一课题及其难度的理论家之一。他在这一领域发挥着先锋作用，他努力创造出一套语言体系，并建构一套原则和框架。当时，几乎没有其他思想家致力于类似的议题。人类生活在社会组织的各个不同的层面，例如家庭或文化中，所呈现出的相互协调，惯常被视作既定事实，并且被描述为协调性运作的细节。然而，桑德从既是精神分析师又是儿童观察者的视角出发，发现描述两个不熟悉的个体如何最终了解彼此的内心、从而展开复杂的协调性活动其实是一个难题。

　　像哈特曼（Hartmann，1939/1958）和艾里克森（Erikson，1950）这样的精神分析学者强调适应概念，皮亚杰（Piaget）也对这一方面有所强调。这些理论引导桑德开始对个体及其照顾环境之间协调的生物基础进行思考。正如内厄姆对桑德的文章综述（Nahum，2000）中所详细描述的，桑德转向生物学家保罗·韦斯（Paul Weiss）（1947）和路德维希·冯·伯塔兰夫（Ludwig von Bertalanffy）所阐述的系统论，将之作为最复杂和最具前景的模型。这些模型可能捕捉到了双人系统适应过程的关键特征。韦斯（1947）利用识别过程这一概念来说明一个不断发展的生物系统其组成部分进行自组织的高度特异性方式。然而，桑德起初对识别过程的强调，源自他作为一个精神病学研究者参与埃莉诺·帕温斯泰德(Eleanor Pavenstedt)的母婴关系纵向研究的成果。他从中观察到各种各样的母婴双元体。这些观察使他敏锐地感觉到，婴儿在构建他或她自己的活动方向时所具有的自发性（spontaneity）和主动性，以及婴儿在受到压力去做他人所希望的行为时放弃这种自发行为的脆弱性。这使得他将关注点聚焦于母婴系统动力性张力中协商的本质，以及一个积极认可的时刻在此过程中的作用。正如桑德在他针对识别过程的论文中所陈述的，识别过程指的是"体验的特异性，即另一个人觉察或体验到我们在自己内部正在觉察或体验的"（1991，p.9）。

对于心理处于不断发展中的儿童来说，识别过程在其体验中发挥着关键的作用。这样的观点在桑德一生的思想中具有核心地位。对他来说，通过体验到被了解而终于"真正了解"自己，这一环节处于自组织的核心。因为这种被理解的过程在个体感受整合与健康方面发挥着至关重要的作用。所以，向另外一个人展露其自组织的主动行为的微妙来源，"始终处于自组织核心中的生死边缘"（Sander，私人交流，1996 年 3 月 2 日）。因此，思考识别过程在心理发展中的作用成为桑德毕生工作的指导方向。

然而，在桑德已出版的著作中，他并没有明确说明一个人如何确定他的确正在被体认。此外，另一个人觉察到我们在自己内部所觉察到的东西，对这一识别过程的描述，最初让我们想起反思的过程。在这个过程中，识别者能够表达像"我知道她知道我知道……"这样的嵌入式视角。采取这种复杂的反思性视角，显然对于早期婴儿是不可行的。然而，桑德正是将识别过程的核心组织功能的起源定位于此。识别过程在内隐的非反思层面会如何运作，对这一难题进行描述正是本章的主题。

对于桑德来说，该术语的生物学起源表明，这种自我反思的能力，对于运作协调一致的过程以及指导心理发展，不一定是必需的。尽管如此，他已出版的著作并没有准确地阐述，这样的识别过程为什么能在心理层面而不是生物学层面上运作，也没有阐述将这一建构运用到心理治疗过程中的方式。在这一章，我将概述桑德关于识别过程在早期心理发展中的作用的思想，然后，再阐述如何理解这一识别过程在心理治疗情境中的运作。这一点与桑德更广泛的理论框架在原则上是一致的。

临床资料将表明，识别过程的概念为什么能对治疗情境中的双元关系移动（relational moves）的微观过程加以说明。这一章的最后部分将更详细地描述桑德如何利用韦斯和冯伯塔兰夫的一般系统论模型构建关于心理发展过程的思想，以及他的系统论观点与非线性动力系统改变过程的近期思想如何趋向一致。

识别过程、特异性和"协调性"（"fitting together"）

桑德在其论文"识别过程：人类早期心理发展的特异性和组织"
（*Recognition Process: Specificity and Organization in Early Human Development*）
中，阐述了关于识别在早期心理发展中所具有的关键作用的思想，他补充道
"只有识别体验的开端……能够在此进行讨论……对于其后的心理发展具有重
要意义的识别体验、或者心理治疗体验中的治愈过程，其全部的复杂性，只
能在其他场合再继续讨论。"（1991,p.2）他通过重申系统论的观点开始其讨论：
"人类作为生命系统，具备生态组织的组织—致性（organizational coherence），
也就是环境背景与生物组织与心理组织结合在一起。"（p.3）"组织—致性"的
概念是桑德思想的核心，他将"心理组织越来越趋向整合一致"视作心理发
展的一个核心的压倒性的目标。对桑德来说，组织增强的整合一致性意味着
组织增强的包容性，这样一来，更多的部分以更复杂、更适应的方式整合成
一个统一的整体。根据他的观点，识别过程对朝向整合一致的移动是非常重
要的。用他的话说，"作为这种潜在目的的一部分，心理组织寻求其自身的整
合一致性，也就是其自身的完整性，这样的寻求可以通过某些被称之为识别
过程的运作来实现。"（p.4）桑德强调组织的相互关联的多重层面，从而将他
的思考导向一种张力，即在双元层面（在一起相处）以及个体心理组织层面（彼
此分开）需要组织时所固有的潜在张力。在桑德的著作中，识别过程就是对
这些层面进行联结的机制。

桑德将这一识别过程定位于连续的、自发的交流的核心，这些交流发
生在任何一个有机体与其支持性环境或背景之间。在这些持续的交流中，
"有机体改变其自身、或改变其环境，以实现与环境的持久协调（enduring
coordination），生物学家把这理解为适应状态（adapted state）"（1991，p.5）。
为了说明有机体如何随着时间流逝实现与"环境的持久协调"，或者说实现系

统的组织一致性，桑德求助于生物学家保罗·韦斯。韦斯将构成有机体 - 环境系统的组织的"持久协调"，视作建立在生物机制的特异性、或识别的特异性上。用桑德引述（1991）的韦斯（1970）的话来说，"在生物世界中，这种（特殊的、决定性的）质量作为交流、识别、亲密关系、选择的方式——特异性匹配的基本原则——而被普遍运用，即两个系统之间的某种共振，通过相应的属性彼此调谐。"（p.8）。

后来，桑德通过提出下述观点将这一建构提升到心理组织的层面，即识别的这种特异性也适用于觉察（awareness）与自我觉察（self-awareness）的组织，"也就是说，另一个人觉察到我们在自己内部正在觉察的体验的特异性。这种特异性我称之为识别过程，我认为它在'相遇时刻'被体验到。这种时刻传递出一种内在体验与外在环境联结的协调性。这种对协调性的体验，证实或者说确认了个体在心理组织作为一个整体的层面的整合一致性"（1991，p.9）。用桑德的话说，"的确，如果'识别过程'对于我们称为'人'的心理组织的那种复杂性的发展具有核心作用，假使这种识别有其正当性的话，是因为它体现了对一些基本原则的遵从，这些原则就是那些最简单的生命系统组织过程的特征。这就提示，将精神分析 - 心理治疗的过程置于同一个原则性框架下进行研究，或许是有价值的。将其作为一种更聚焦的方法，来定义那些实际上确实导致心理系统得以根本重组的治疗过程中的时时刻刻的层面"（p.23）。

父母 – 婴儿互动（parent–infant transactions）中的识别过程

在一篇于 1965 年提交、但未正式出版的论文中，桑德首次发展了他关于识别过程在生命第二个 18 个月（第 19 ~ 36 个月）的心理发展变化中的作用的观点。正如大量心理发展研究已经确定的那样，婴儿在 18 个月大时达到新的自我觉察水平，因为他或她第一次能够以象征的方式表征自己。在这个年龄，婴儿第一次能够使用口语"我"（I）指代自己，并能够识别出镜子里的形象是自己。

　　桑德从理论上将自我表征的出现与儿童和父母之间"识别的互动"相联系（interactions of recognition）。他指出，父母和学步儿童之间的互动基于父母对学步儿童意图的推测，在对儿童行为归因方面，这为父母的试错留足了空间。他推论说，照顾者将儿童所觉察到的东西准确地识别为儿童自身的意图，将会"促进相互的协调，能够实现识别的质量，并促进更敏锐而准确的内在知觉——再次巩固'自我识别'（self-recognition）"（1965，p.11），或者如桑德后来所论述的，这样就促进了儿童感觉到其内在体验是他自己的。这些"能够实现识别的质量"的"相互的协调"，后来则以这样的术语来描述，"母亲的沟通性交流与儿童表达的线索之间的特定匹配"（p.12）。他引用斯匹兹（Spitz，1957）的整合性观点，即所有的自我觉察兼有一个人对自己的觉察以及意识到他人对自己的反应二者。

　　桑德（1965）还提出，对于一个人"拥有"（owning）自己的体验来说，生命第二个18个月（第19~36个月）是其"最佳内在觉察阶段"（a phase of optimal inner awareness）。他指出，在从18个月到48个月，学步儿童会有一系列的转变，从或多或少直接表达其内心世界的愿望、意图和打算阶段，到变得有冲突，到接近48个月一般会隐藏其内心世界的时期。这使他将第二个18个月视作一个可呈现特定阶段的时间跨度。在这个时期内，一个人将对方对自己内在知觉的识别体验，合并到精确的被外部确定的自我表征的不同面向中。

　　在这篇论文的其余部分，他描述了三个学龄前女孩在游戏治疗中的一些表现。重点在于到36个月大时，她们内在体验的自发表达如何被整合、或未被整合到其幻想的游戏中、以及如何被整合，或未被整合到其与成人的相互交流中。他强调，随着年龄渐长，在与父母进行高水平的相互交流时，36个月大的儿童能够向访谈者详细表达其内心世界的主题，接着她就能体验到她的内心世界被访谈者识别和接纳，这进一步巩固了她的感受，即她是自己体验的拥有者。

然而，桑德（1979）在后来的著作中表明，通过共同活动中的协调的特异性表达出的识别过程，并不要求 18 个月大的学步儿童达到自我觉察的水平。在这里，他描述了一段父亲和他 8 天大的婴儿的录像实例。这是在波士顿大学人格发展纵向研究（Boston University Longitudinal Study of Personality Development）项目的研究过程中拍摄的（Sander, 1984）。第一次看这段录像时可以看到，显而易见的是，婴儿在母亲怀抱中哭闹，被递给父亲之后就睡着了。

然而，当一帧一帧地观看录像时，婴儿和父亲之间的协调的特异性就被表现得非常明显。桑德这样描述：可以看到父亲短暂地向下看了一眼婴儿的脸。足以让人称奇的是，在同样的画面中，婴儿也朝上看着父亲的脸。然后，婴儿的左手臂，之前垂在父亲的左手臂上，现在开始向上抬起来。不可思议的是，在同一帧画面中，父亲的右手臂，之前垂在自己身体的一侧，也开始向上抬。在一帧一帧的画面中，我们看到婴儿的手和父亲的手同时向上抬。最终它们在婴儿的胃部上方碰到了一起。婴儿的左手抓住了父亲右手的小手指。在那一刻，婴儿的双眼合上了，她睡着了，而此时父亲继续在说话，显然完全没有察觉到在他的臂弯中发生的小小奇迹，它们通过时间、位置和动作方面的特异性而呈现（1977, p.155）。

他指出，父母和儿童之间具有特异性的协调活动的形式越来越复杂，这些形式的日渐精细就是心理发展的关键，或者，以桑德的术语来说，就是组织的新水平在双元系统中浮现的方式。①

---

① 桑德在 1975 年发表了一篇题为"婴儿与照护环境：在复杂性增高的系统中适应性行为的研究和概念化"（Infant and Caretaking Environment: Investigation and Conceptualization of Adaptive Behavior in a System of Increasing Complexity）的论文中，概述了生命的头 3 年出现的这种双元组织越来越包容的一系列新水平，并将之概念化为一系列必须在母亲与儿童之间协商的适应性议题。

治疗性相遇中的识别过程与内隐关系知晓

第 1 章我们提出了一个模型，用以阐述在精神分析治疗的情境中，改变如何通过不同于解释的过程而发生。我们描述了一系列对治疗性改变有贡献的过程。但是，它们是在某种行动化上演的层面、而不是在解释的层面上运作的，也就是说，在病人和治疗师之间的关系性动作（relational acts）的层面。这样的"动作"常常是有着丰富的细微差异的"言语动作"（speech acts）（Searle，1969），而不是通常被称作"付诸行动"（acting out）的那一类行为。在这种以言语方式表达的动作中，时机的微妙差异、遣词造句、重音和语调模式以及先前言辞的转变，还有内容本身的方方面面，构成了治疗双方对言语动作过程的选择。接着，动作 - 选择的持续涌流以多种微妙的方式体现了每个人的核心意图和情感状态是如何被对方内隐地理解的。这些动作选择包含了丰富的信息，告知对方，在这一特定的关系中，什么样的相处或做事的模式和水平是可行的。这种言语动作的元信息交流的涌流传达了、或者说体现了双方的内隐关系知晓。

在一篇相关的论文中，里昂 – 鲁斯（1999）阐述了，内隐关系知晓的概念作为一个建构，无论是在学术研究文献还是精神分析文献中都没有得到全面的定义或充分的认可，尽管大量的认知、心理发展和临床文献都汇聚在这样一个概念上。内隐关系知晓是潜意识的，因为它大部分持续地运作于觉察之外，而且在能够使用象征能力出现之前就已经在心理发展方面活跃地发挥作用。内隐关系知晓不同于源自潜意识冲突的移情这一传统精神分析概念。尽管内隐关系知晓是潜意识的，但是，它不一定是动力性地被压抑的。内隐关系知晓也可以包含人际方面不被接纳的要素，这些因素导致了双元系统内的和个体内在的冲突，并有可能进一步通过受到压抑或因其他防御机制而同时成为动力性潜意识的（关于从关系性发展的角度来描述防御的内容，见Lyons-Ruth，1999）。

　　内隐关系知晓这个概念也就是在病人和治疗师的对话涌流中展现出的"知识"，除此之外，在第 1 章，我们还确定了另一个所需的概念，即"相遇时刻"，它包含了桑德提出的识别过程。正如里昂 - 鲁斯等（1998a）所描述的，"病人和治疗师的内隐关系知晓彼此交汇，产生了主体间场域。这一场域包含双方彼此对与他人相处方式的相当精准的感知……随着病人 - 治疗师相遇的不断重复，这个主体间场域变得越来越复杂和精巧，从而浮现出新的机遇，产生更连贯、更具适应性的互动形式。在这种我们称之为相遇时刻的交互性事件中，当互动双方以一种新的形式实现互补的协调动作和共同的主体间识别这两个目标时，新的双元关系的可能性就形成了。我们认为，这样的相遇时刻改变了互动双方的关系性预期，促进了表达和展现主动性的新形式及共享体验。"（p.1）

　　正如之前提到的，桑德没有充分讨论在这样的协调动作和识别主体间的时刻中，"觉察"（awareness）是如何发生的。同样，在第 1 章，我们暗指在病人和治疗师之间需要某种程度的自我反思性觉察，使他们彼此体认到一种重要的新的相处方式已经浮现出来。这种高度反思性的相互觉察的时刻，确实确认了成人精神分析治疗中部分重要的改变时刻。然而，这些时刻相对来说是罕见的，也可能根本不会发生。而当它们真的发生时，往往标志着病人 - 治疗师关系中不同寻常的重要重组。因此，正如之前所描述的，它们也许不是精神分析取向治疗常见的特点。

　　然而，桑德解释说，识别过程这一概念源自对生物过程的研究，不一定需要反思性觉察。在将这一建构运用到最早期的父母 - 婴儿互动中时，桑德也将识别过程与自我反思性觉察的领域相区别。以"我知道你知道我知道……"这样的陈述表现出的自我反思能力的水平，是一种外显的或有意识的觉察水平，远远超出了初步的自我觉察水平，这显然不是生命仅仅第二个 18 个月时的特征。

那么，我们如何从既适合婴儿心理发展性改变、也适合精神分析治疗性
改变的更一般性的角度，来理解"识别过程"呢？桑德似乎暗指，当识别过
程在作为一个系统的双元体组织中出现时，它可以在几种觉察水平中的任一
水平上运作，而这取决于互动双方具备怎样的觉察发展水平。虽然任一关系
移动都有可能是抽象思考的结果，但是，大多数关系性交流高度依赖于情感
信号的基质，这些信号为每一次关系移动提供了一个可评估的效价（evaluative
valence）或方向。这些关系移动是在一个快速提示与回应的内隐层面进行的，
这个过程发生得如此之快，以至于无法进行即时的言语转译和有意识的反思。
因此，关系移动是否与双元体的共同目标相匹配，这一点很可能通常是在那
一时刻被直接"感受到"（sensed）或"领会到"（apprehended）的，而不是被
反思性地"觉察到"的。

桑德将互动双方彼此对协调的感受与系统产生的越来越多的一致性联结
起来，这是他另外一个重要的贡献。他提出，人类在相处时有一种固有的能
力，用以领会什么时候服务于共同目标的活动在彼此之间实现了更一致的协
调。根据他的观点，这种"协调一致"具有正性情感增强的作用，他称之为
"被赋予活力"的体验。

按照这种观点，识别过程最有可能发生在关系移动的层面。这些移动无
须经过反思，因此也常常无法进入内省。那么，识别过程就被互动双方体验
为彼此越来越协调的服务于共同持有的（但常常是内隐的）目标。这种"协
调一致"，如果能够稳定地重复的话，就能构成双元系统的整合一致性或被增
强的组织性。

这个概念如何阐述一个彼比陌生的双人系统的浮现过程呢？根据桑德的
观点，正如韦斯在（1947）的生物学理论化中所说的，识别过程这一概念为
临床治疗的或心理发展的相遇提供了方向性的要素；即我们是如何在即兴的关
系性交流中感受我们的道路的。

在婴儿的关系移动的组织与父母的关系移动的组织之间、或者说病人的关系移动的组织与治疗师的关系移动的组织之间，通常相遇会在这两个截然不同的组织之间产生张力场。张力的解决需要一种即兴的创造性过程，借此双方做出探索性的尝试，以达到合作性活动的协调一致。在这个即兴的场域中，所有的交流都可能改变对方的体验，构建出互动双方彼此对对方可采取的关系移动的内隐觉察。这个可能的移动所组成的世界是无穷无尽的，正如在规则性游戏中，比如国际象棋，它可以被复杂的生命系统在彼此互动中被激发的创造性和自组织属性而改变。

尽管互动双方可能有一些相处的总体目标，但是，到达那里的路径、以及沿路出现的一系列更为局部的目标，是由相遇时刻以双元状态建立起来的。互动双方对彼此之间的行为越来越协调（increased fittedness of actions）的感受，将引导他们选择哪些移动要重复，而哪些移动则要改变或被放弃。病人或治疗师对于对方移动的"协调性"的识别，最常见的是由对方的一个回应性移动所引发，这个移动建立在先前移动的基础上，并在某种程度上深化了服务于治疗目标的对话涌流。这个双元体在达成系统目标的过程中，其整合一致性或协调性的增强，是通过认识到对方对自己的回应越来越协调而得以领会或识别的，此处对方的回应是针对自己做出协调动作的能力。通过领会到（体认到）伙伴的下一个移动如何建立在自己先前的主动行为之上，或者体认到没有建立起来，双方彼此都感受到与对方在协调方面的当下状态。参与双方都感受到他们的行为对彼此之间的关系性潜力是协调的，因此感受到在服务于共同目标的过程中更复杂的、共同的双元活动也是协调的。

举一个简短的例子就可以说明临床相遇中的这些过程，这是我最近和一位具有自毁性见诸行动倾向的青少年病人的一次面谈。在几个月的时间里，我们一直在努力建立治疗联盟，这个混乱的早期阶段充斥着她的愤怒和对我的试探。在关系更加疏远的那些治疗时段中，有一次她列举了对所有治疗过她的人的失望,并拒绝我所有的评论。最后,她用尖刻、质疑的表情看着我,陷入沉默。我问她在想些什么,她说:"你永远都不会知道这些人在想什么。我是指人类。他们很可能在想一些他们要做的杂事,你知道,去洗衣店啊,之类的。"在我听来,这句话有一部分指的是,在她的家庭中、以及在和我进行的治疗中她感到没有被看见。我们曾经讨论过几次关于她的弥漫性感受,即她是谁这一点始终都不为那些对她而言重要的人所承认。在这个点上,与我联系重复了这种感觉,使她感到贫乏空洞。她看起来有些像在挑战我,让我说出她是谁,在那一刻她在想什么,以此来试探我是否既能处理她强烈的感受,又能以一种她感到被承认的方式与她一起工作。

我还感到被攻击和枯竭,因为她将我视作"选择忽略的他人"(unseeing others)之一,持续地和我进行高强度的抗争。我也能在这种感受中,识别出她自己内在被攻击和被消耗的感觉。我对此想了一会儿之后,说道:"你想知道当我听你说话的时候我在想些什么吗?"她点了点头,我继续说道:"我在想,你对你自己而言可真是一个难对付的敌人啊,你那么爱思考、训练有素、又有悟性(在这个优秀的学生身上,这些都是非常明显的特质),而现在所有这些优势都被用来对付你自己,而不是用来促进你的生活。"她随后开始在非常有意义的层面上谈论她自己的内在体验,她感到自己像是一个被虐待的妻子,无法与攻击她的丈夫分开(这个"丈夫"体现在她的自毁行为上)因为她害怕她的丈夫是那个唯一一会爱她的人。

虽然这是言语层面的交流,而且我的回应包含了可以被称为解释的方面,但是,我的理解是发生在我们之间的事情,与特异性协调和识别过程理论有更多的共同点,而非解释的理论。她将重要的"与别人在一起的方式"带进了治疗室,部分地涉及对"选择忽略的他者"的愤怒及敌对。但是,更多部分的敌对并没有指向她生活中的重要他人,而是转向了她自己。我尽我所能地以更直接的方式即兴回应她的间接对抗。我试图以内隐的方式识别和回应她与我的交流的许多层面,同时,避免去压制她对暴怒的防御、或者破坏她不稳定的自尊。在治疗的早期阶段，许多这类治疗性的即兴动作都是"失误"，或者说大部分都是"事件"，因为几乎没有出现任何可感知到的主体间联结，或者用桑德的术语来说就是"协调一致"。然而，此刻发生的是，她与我分享她内在世界的意愿变得更为强烈，我们双方都感觉到了这一点（尽管直到许多次治疗之后，我们才在外显的层面提及这次交流）。

就在我体验那个时刻的时候，我们之间发生的识别过程处于程序性的、或者说主动性呈现的层面。对关系移动层面上的描述也许会是：她具有攻击性，此刻她正在间接地进行攻击。她陷入沉默，以抑制直接的攻击。我就她的沉默进行询问，邀请她参与到直接的愤怒中。她抓住了这一机遇，从沉默中走出来，间接地质问我，是否在真正地倾听。我接受了这个挑战，更加直接地回应了她内隐的质问。我对她间接质问的直接回应，鼓励她以更直接的方式对质折磨她的人（包括她自己）。这一切以内隐的方式发生，因为它是这段对话所固有的，不论她抑制其攻击性的倾向是否是外显谈话内容的一部分。随后，她通过与我更加合作地反思阻止她的内在力量，借助这个内隐的邀请而变得更加直接。由此，我们每个人一步一步地即兴回应，进入了新的可能性，参与双方都被对方所观察，彼此都感受到最终得以扩展的整个过程。

在桑德的概念框架中，我们建构了一系列特异的协调性回应，为治疗创造了新的可能性，并且伴随着彼此被"赋予的活力"。这是我们双方都可以感觉到的。虽然这一切是通过言语动作发生的，但是，交流本身的实质性结构从来没有被言语化，乃至即便能够轻易地以词语来表达，也没有被反思性地体认。然而，通过领会到对方的下一步关系移动所具有的协调性，我们彼此都领会到了这种程序性的匹配。

这种充满了能量的互动的波动起伏在双元组织的领域中到达新顶点，这种起伏是无法预先设定的，它们非常微妙地取决于浮现的时机。这与之前所有的关系移动有关。治疗中，治疗师做出同样的回应，如果早一点或晚一点，就可能是无效的或者有害的，因为它与关系的整体状态的匹配度可能会不同。识别过程需要在很多层面与关系的整个格式塔相匹配。但是，在一个时段接着一个时段的整个治疗过程的精细结构中，以及治疗进行了数月或数年所观察到的包罗万象的组织性转变中，这些识别出彼此回应的协调性、并借助于此而构筑的相遇时刻，搭建了向更复杂的新协调动作转变的新支点。在心理治疗或心理发展中，尽管我们可能对想要去到哪里有一些一般性的想象，但是，到达那里的路径总是不确定的，是从那一时刻的相遇中产生的。在以上的例子中，我的病人和我数月以来，经历了一系列彼此的微观相遇，其中愤怒、质疑和质问的信号始终都在我们之间交流着，直到一种新的、更全面的协调一致开始浮现。

这些带有许多非言语成分的微观相遇，也是心理发展中建构我们与他人相处方式的单元。尽管随着心理发展，语言越来越被融入到这些相遇中，但是，相遇自身的结构可能永远都无法以词语来表征。它只是被呈现出来，并以其形式在内隐的层面被领会。在积极的心理发展条件下，父母和儿童将精心建构出"如何相处"的主体间基础，以使其在经历更多心理发展和生活挑战的过程中依然能平稳运作，保持回应性的交流，并将生理唤起调节到适应的范围内（见 Lyons-Ruth，1999；Lyons-Ruth 和 Jacobvitz，1999）。

这些特定识别和特定协调的时刻，反映了双人系统共同目标的达成。同时，这些时刻作为心理结构的组织者而运作，作为双方对彼此的反馈，告知对方他正走在朝向实现共同目标的道路上。在精神分析治疗中，总体目标是增强病人的个体适应性。那么，在这一语境下的共同目标，意味着分析师和被分析者的合作要朝向增强病人适应能力的弹性、广度和有效性，同时减少不适应行为以及烦躁不安的状态。

爱德华·乔尼克等（1998）和波士顿变化过程研究小组一起开展工作时，详细阐述了两个在心灵的合作中、或者在说"意识的双元扩展"中所特有的增强的包容性、广度和适应潜力。第二个心灵被带入第一个心灵所面临的、解决适应性的挑战。两个脑袋比一个好使，尤其当第二个脑袋具备第一个脑袋所欠乏的经验或训练时，反之亦然。在这里，我要进一步拓展"意识的双元扩展"这个概念，以表明意识不仅仅是被某一方扩展了。当两个心灵相互关注时，一些独特的新的东西产生了，那就是主体间场域。只有在主体间场域中，一个人才能够做出主动行为：主动地去探索、去玩耍、去施加影响，并且最终在与其他心灵的合作中执行复杂的活动。人们需要流动的介质来学习如何游泳，人们也需要一个共同的心理场域来学习如何与其他心灵相处或合作。这种共同的心理场域是人们所渴望的，这并非因为它本身就是终极目标，而是因为达成这种共同的心理场域的能力促使双方在心理治疗中、或者在更为一般的心理发展中共同实现某些目标。发展协调的双元活动的主体间场域，这一需要成为实现主体间双元状态的强大推动力。

动力性生物系统（dynamic biological systems）中的识别过程

除了考虑识别过程如何出现在临床相遇中，我们还必须概述一下桑德在生物学语境中关于识别过程的更宽泛的系统论方法。在谈到生物学两大谜思时，桑德引用了保罗·韦斯的观点，这两大谜思是：（a）有机体如何维持整体组织的稳定性？（b）什么样的生物学原则主导着联结（bonds）的形成，从而促成结构的形成与稳定？而韦斯的观点是，决定性的特质促使一部分被另一部分识别，从而实现两个系统之间或系统各部分之间特异性的匹配，或者说共振。举例来说：声波的特定属性和耳朵的特定属性相匹配，或被其识别；神经末梢的特定属性与生物组织的特定属性相匹配，或被其识别，以接受神经支配；光的特定属性与视觉系统中特定的检测器相匹配，或被其识别。

桑德吸取了韦斯著作的观点，强调婴儿和照顾者形成了一个新的调节系统，这不同于观察分开的、他们中任一方的个体系统。如果我们将桑德的著作和西伦（Thelen）与史密斯（Smith）（1994）以及其他学者在动力性系统论上的近期研究成果结合起来的话，就可以得出这样的论断：当能量被投注于一个新的、复杂的双元互动系统时，系统将产生自发的浮现属性。在动力性系统论语境中，浮现属性是指组织的形式。这些形式并不是通过推理的方式而设定的，而是从有机体与环境的互动中自然浮现的，或者说在双元系统中，从两个个体的互动中浮现的。例如，西伦和史密斯列举的心理发展的例子，在大脑（或在基因）中并不存在"行走中枢"（walking center）或者"行走的图标"（walking icon）。正相反，行走是每个婴儿在他或她与环境互动时，重新开始发现或建构的。当婴儿身体的属性，例如他的体重、腿部力量、以及协调性，与环境的属性，例如重力和表面特征相匹配时，这种匹配性或者说协调性就被利用来产生向上的动作，自然发展出在这个世界中移动这种更为复杂的形式。作为个体与环境带有浮现属性的复杂动力系统的示范，桑德引用的其他例子还包括白蛉的生物节律服从于将其淹没的潮汐的节律，婴儿的内源性睡眠周期服从于24小时昼夜循环等。

然而，双元的心理系统也有一些不同于生物学系统的特性。将双元的心理系统与生物学系统相比较，基于个体与无生命的环境互动的例子，会掩盖某些独特的属性。在双元的心理系统中，产生并维系关系组织的识别过程，需要对复杂的心理状态进行主体间协调，而不仅仅是言语或身体动作本身的协调。正如以上临床案例，这些识别过程可能需要大量的相互协调以及不断的试错、修复（见 Lyons-Ruth，1999；Tronick，1989）。这种心理的识别过程将个体的内在体验以及之后对该体验的反思性觉察，与其他心灵的体验联结起来，使双元心理系统层面的复杂协调成为可能。

桑德提出，心理组织在心理或精神结构的层面浮现出来，通过与环境的持续交流得以维系，且朝向精神结构一致性，而这种精神结构是通过能动性、或者叫做主动性的实践产生并维持的。在桑德的心理发展模型中，能动性、或者叫主动性，从一开始就被导向实现有机体与环境（或自我与他人）之间的相互协调，这个过程产生并维系了个体内在心理结构的整合一致性，以及与其他心灵协调的适应性及连续性。

人类的婴儿不同于其他有机体。其他有机体的幼年都很短暂，在生命的早期阶段就能够发挥相当程度的自我调节的能动性。人类的婴儿必须通过其照顾者的帮助，间接地实现大量的早期能动性。因此，照顾者必须领会婴儿的表达，这种识别过程的特异性，对于婴儿能够实现其自身心理组织的整合一致性尤为关键。桑德认为，这种针对改变和发展的非线性动力系统论观点，是理解识别过程在心理发展中运作的背景。

神经发育和行为发展的自然选择论模型（selectionist models）

当前的动力性系统论模型也强调自然选择论的原则。例如，在发育神经科学领域，埃德尔曼（Edelman，1987）曾经描述了"神经达尔文主义"（neural Darwinism）、或者叫做神经元群选择（neuronal group selection）的过程。在他提出的动力性系统论模型中，一些先前存在的神经分组（neuronal groupings），通过暴露于适应能力范围内的环境中而得到强化和深入发展，而其他一些神经元群不能与大脑中现有的环境输入相"匹配"、或者不能被"识别"，则会被去除。

埃德尔曼理论的一个重要贡献就是他解决了一对矛盾，即某一特定个体在大脑的所有区域中发展出的神经连接所具有的唯一性、异质性（idiosyncratic）和冗余性（redundant），与来自这种异质性神经分组的物种特定且高度稳定的适应能力之间的矛盾。埃德尔曼以青蛙的视觉系统为例，每一个个体所独有的、潜在的异质性神经连接，产生了物种特有的、高度可靠的视觉能力。埃德尔曼引入了生物学价值（biological value）这一概念，来说明从结构的异质性中浮现出的功能一致性。一旦神经系统的目标（或者价值）得以确定，例如，分辨光明与黑暗，系统会识别特定的输入并为满足神经系统的需求而提供更有针对性的匹配。不管存在多少重叠的突触联系的集合，它们都能够被选择或强化，从而实现同样的功能。

在行为层面，也可以运用类似的原则。正如西伦和史密斯（1994）描述的学走路的例子，婴儿会通过许多冗余的动作以及调整来探索。那些与环境要求相匹配的行为会得到重复、强化、以及进一步精细化。

埃德尔曼的理论和当今的行为研究都趋向于同一个论点，即当个体暴露于正常环境时，存在许多功能上等同的异质性路径。然而，如果环境没有提供一定范围的系统"赋值"（valued）或需识别的刺激物特征，那么所产生的神经结构或行为结构可能会发展异常、或完全无法发展。例如，根据马丁（Martin）、斯匹瑟（Spicer）、刘易斯（Lewis）、格卢克（Gluck）和科克（Cork）（1991）的研究结果呈现出，在生命最初的9个月与群体隔离长大的猴子，与未被隔绝的猴子相比，在20年以后的尸体解剖中，显示出基底神经节多巴胺神经束结构异常。

双人系统也是非线性的、异质性的和无法预测的，因为互动在本质上是即兴的、创造性的。过去，"强迫性重复"这一概念捕捉了我们与他人在一起时重要的情绪方式中传统的面向，强调在这些模式中反复出现的、可被识别出的大致轮廓。然而，进一步研究揭示出，这种微观结构（microstructure）从来都不是过去的完全重复。相反，每一次新的再现都是这个主题的变体，因此染上了所有过去的"重复"或变体的色彩。在每一个变体中，有些东西总是在变化，正如"重复是为了掌控"（repetition in the service of mastery）这一概念所认可的寻找一种新的"重复"或变体、从而导向新的解决方式的可能性，成为掌控的形式。所以，有些东西总是在变化。人们永远不能完全"注销"（unregister）一个人的经验，也永远无法真正回到经验的先前组织中。

　　这样两个具有方向性但却独一无二的、不能完全预测的心理系统，如何协调一致，以形成持久、协调的心理发展关系，这一点是桑德关注的核心，而他所提出的根植于生物学的建构，为精神分析理论的进一步发展提供了平台。

第 4 章

内隐的外显化：
分析情境中改变的局部层面和微观过程 ①

① 最初发表于《国际精神分析杂志》，83，1051-1062。经布莱克韦尔公司许可转载。

引言

本章将讨论治疗互动中的"时时刻刻"层面，我们称之为局部层面（local level）。在第1章，这一概念略有涉及，但是没有充分展开讨论。描述局部层面的基本问题在于，我们提出了关于其结构的疑问，也就是说基本单元和首要单元是什么。这是任何描述性工作的首要任务。

我们所描述的，为两个人的互动情境所特有，即他们相处并朝向或多或少共享的目标而工作。让我们回顾曾经提到的母婴互动研究的影响，以及在治疗时段中出现的特殊时刻的影响，这些时刻似乎蕴含了重要意义。考虑到这一点，我们将描述互动过程的基本单元称作**关系移动**。关系移动是意向性的单元，而意图可以是已被意识到的，也可以是尚未被意识到的。关系移动是指向另一个人的交流性"姿态"（gesture），是有可能被领会的，它表达了交流者的某种意向性。关系移动也可以是行为的任何片段，从中可推测出意图。它可以是言语的，非言语的交流，或者一个动作一段沉默。这种澄清对避免常见的误解是非常关键的，即误认为我们的描述系统是适应于、并仅限于非言语的交流。言语既可以有外显的关系意义，也可以有内隐的关系意义，二者是不同的。

关系移动是短暂的，它持续一瞬间至数秒，但不会再长了。这样的持续时间，是我们从母婴互动中已经逐渐熟知的情形。它是一次完整的呼吸循环的长度，也是大多数的发声、口头词语、动作、姿势变化，以及停顿的长度。持续时间大约为 1~10 秒，这不是一个具有魔力的时间单元。认知神经科学认为这一小段时间具有自身的特异性和功能——也就是说，在这一小段时间里，可以将接收到的多种感觉集合在一起（chunk together），并将它们整合到单一的信息组块（chunk）中，这个信息组块就是一个整体、一个格式塔。没有这样的组块过程，这个世界将成为各种刺激物狂轰乱炸的场所。

在思考关系移动时，意向的关键性变得更为明显。关系移动有着人际的功能。几乎可以说，双方的意向性是推动这一过程前行的两股力量。

显然，关系移动是有顺序的。这些顺序组成了前行的过程。这个过程不是线性的。那些以松散的方式联结的序列，常常为关于意图的或微小或重大的误解留下了巨大的空间，这将导致脱离进程，那么就需要修复；或者导致对方向的错误测试，那么就需要重新定向。

在这一前行过程中，出现了关系移动。其独特之处在于，仿佛某件重要的事情刚刚发生，这些事情可能改变接下来的关系移动进程，使之变得更好或更糟。这样的时刻、或者说关系移动，带有宿命感，决定了未来关系移动的可能性，因为它们具有强烈的情绪影响力。我们也已经用"时刻"这样的术语对之进行概念化。"时刻"这一术语的优势在于，更容易描述在这些时刻中发生的情感和张力的变化。需要注意的是，我们所描述的"当下时刻"只不过是从主体性视角来看的关系移动，而当我们谈论"现在时刻"和相遇时刻时，我们同时也在描述特定的关系移动。

重申一下，我们的想法是确定我们提出的模型中的工作单元，在局部层面思考。关系移动、"当下时刻"以及前行序列，都处于局部层面。

　　尽管近来学者们开始关注精神分析治疗的互动过程，也认识到其中蕴含着重要的疗愈性成分，但对分析情境中这些过程的研究几乎还没有开始。基于我们在心理发展研究方面的经验，我们认为有可能用类似于母婴互动的微观分析方式来研究治疗性互动过程（Beebe 等，2000；Sander，1980；D. N. Stern，1977；Trevarthen，1979；Tronick，1989）。这些研究关注于时时刻刻的活动，这就是我们逐渐认识到的非常重要的分析层面，我们称之为"局部层面"。这是一个经过组织的、高度结构化的复杂层面，然而，我们的理论还没有对之系统地讨论。为了在局部层面谈论治疗过程，这一章，我们将提出一种描述，并提供一些框架和术语。

　　虽然我们在这一章的重点是扩展对局部层面的觉察和描述，但我们并不希望读者忽略局部层面与其更宽泛的背景之间关系的重要意义。显而易见，也会存在理解方面的差异，我们的研究成果也会引起一些问题和疑问。这些包括我们在工作时想要解决而没有解决的问题，例如：我们如何将叙述性、或者说陈述性层面与行动化上演的、或者说程序性层面进行联结？我们如何对关系移动的序列与其所趋向的目标之间的关系进行概念化？局部层面与移情及既往动力史之间的关系是怎样的？局部层面与"潜隐内容"（latent content）之间的关系是怎样的？

　　我们在先前发表的文章中声称，治疗性改变产生于分析师与病人互动的主体间过程（D. N. Stern 等，1998；Tronick 等，1998）。这些过程通过产生关于关系（如何相处）的程序性知晓而发挥作用，我们称之为内隐关系知晓（Sander，1997；D. N. Stern，1983）。我们相信，这样的知晓或改变是治疗性过程的一个重要维度，我们称之为解释之外的"更多的东西"。我们还详细阐明了一个观点，即关系性程序（relational procedures）的改变如何通过我们所称的"相遇时刻"而产生。我们认为，相遇时刻发生在双元体的主体间状态被互动双方彼此的主动行动协调一致地改变的时刻。我们推测，这样的协调"带来了共享的方向，有助于确定浮现属性的本质与特性"（BCPSG，1998a， p.907），这意味着互动双方的反馈有效，即他们能以一种独特的方式在一起成功地工作，并被鼓励进一步细化这些"在一起"的方式。我们会在下文进一步定义和讨论协调性的概念。

我们通过询问小组中的临床医生来展开协作性调研，从而产生了上述这些想法。我们的问题是，当改变发生、或者似乎有可能发生、或者即将发生的时候，这些时刻能够被识别出来吗？这个问题，最初引导我们将进行的过程看作是一些时刻的串联，我们用"前行"这一术语来囊括这个过程。这一最初提出的问题让我们的思考偏向于强调高强度的时刻，后来我们认识到这一偏向是有问题的。我们和其他许多临床观察者都看到，治疗性改变既可能发生在治疗过程中的相遇时刻，也可能发生在"较安静的时刻"。显然，这些较安静的互动也能导向对有助于相处的新形式的知晓。因此，我们的结论是，不仅那些充满情感的时刻需要检视协调性，也有必要发展出关于较安静时刻改变如何发生的更为全面的描述，这就组成了本章的主题。

前行：局部层面（local level）的临床过程

通常讨论精神分析的方式是叙事，这是分析师凭借记忆或治疗中所做的记录而重新建构出来的。然而，录像观察显示，这种叙事无法捕捉到复杂的多层面互动性过程中的许多微观事件。这种充斥着细节的过程构成了我们所称的局部层面。局部层面所承载的世界是微小的、瞬息万变的，由特定性事件构成的，并非抽象意义的层面。在这一章，我们将证明这种非言语的内隐过程是存在的，而且被组织为更复杂的模式，接下来有可能对此展开研究。此外，我们的观点是，作为一个完整过程的局部层面是治疗性改变发生的一个重要领域，因为这是关系性程序改变发生的场所。附带说明一下，局部层面的事件对于"下一个"解释的时机和构成也很重要。局部层面是互动的载体，对其进行研究需要我们关注于互动本身。

我们究竟如何研究互动呢？它究竟是什么？《牛津英语词典》（*Oxford English Dictionary*）（1971）的定义是"人们彼此施加的作用和影响"，这个定义回避了这种作用或影响是如何实施的这一问题的实质。在此，来自心理发展研究和动力性系统论的模型与洞见似乎尤其贴切。研究心理发展的方法主要是反复观看录像记载的母婴互动，这种方法可以呈现出这个瞬息万变的微观过程中的丰富细节。互动的细枝末节、身体语言、姿势和面部的表情、声音的韵律、音调和时机，这些元素都可以被观察到，并对之进行编码。对精神分析中的成年患者来说，这种元沟通、或者元内容（meta-content），也经常通过言语媒介来传达，即借助于言谈中遣词造句、时机及韵律的细微差别。

在我们看来，用类似的方式将临床过程置于微观分析的透镜下进行检视可能是有所助益的。这种瞬息万变的微观世界对于理解与成人进行的治疗中的改变也许同样是至关重要的。在婴儿观察的研究中，这种瞬息万变的世界就是关系生活（relational life）之所在。虽然治疗中所采用的媒介是言语的，但我们在此观察到的互动、以及浮现出的模式，基本都是内隐的，因为大部分所发生的事情并没有进入反思性意识中（Pally 和 Olds，1998）。

互动是无可避免的，有着生物学基础

作为生命有机体，我们注定要和我们生活的环境进行互动／交流。这正是我们如何维系生命、调节自我以及拓展我们自己的方式（BCPSG，1998b）。我们将这种交流过程视为一种有着生物学基础的过程，能够以行为学的方式来思考和观察（Tinbergen，由 Schiller 引用，1957）。如果两只动物被放置在同一个空间中，将会发生调节身体距离的复杂过程，也就是说相互走近还是彼此远离。姿势和动作也会同步产生变化，从而参与这个过程。这就是互动的"动作学"（kinesics）。而人类的这一过程大部分是心理化的，这意味着对互动的适当轮廓、边界及时间结构的探索、调整与建立主要发生于主体间场域，而非物质空间。但是，它的确发生了。这种心理化的过程受限于普遍的文化，此外，在精神分析情境中，还受限于一套特定的规则。这是一个与对方产生关系时的调整过程，试图更靠近还是远离对方、或者避免发生什么还是促使发生什么、或者增强还是降低唤起状态、或者改变情感状态。这些或许可以被称为"心理化的动作学"（mentalized kinesics）。正是基于这种来来回回的过程，我们有了和另一个人"同步"（in sync）的感受，或者感觉到对方在千里之外。我们知道何时我们喜欢还是不喜欢某个人、何时想要被人喜欢还是想要感觉中立、何时渴望靠近还是想要退缩、何时我们想要某些事情发生还是想控制住激活的水平。这种协调发生在互动的内隐领域，即使它可能通过言语交流来调节。举个例子，一个病人非常熟悉自己在"爱表现"方面的问题，他在一次治疗时段开始时说道："今天非常不同，因为我既在这里和你在一起，也藏在我自己的双眼后面。"

　　互动双方有着主体间目标，例如：继续在一起还是不要在一起、或者不是此时在一起、或者不是在此地在一起；一起做事情还是不做、或者不是现在一起做、或者不在此地一起做，这些意图始终都在上演。在这个上演的过程中，双方彼此的主动行为可能会、也可能不会变得协调。在这个不断进展的过程中，一个人通过持续整合自己及对方的意图与状态的格式塔，每时每刻都在建构出互动双方的意图。在上述例子中，病人的开场白是一个试探性的移动，他在评估那天他和分析师在哪里。分析师的回应将进一步限制他们可能如何向着恰当协调的互动移动。在这里，必然存在持续发挥作用的反馈机制，告诉我们是否正在靠近我们的目标、还是在远离这一目标，以及我们在互动性主动行为方面是否协调一致，从而向着这些目标移动。同样，这种信息通常是内隐的，它可能会到达意识层面，但并非必须如此。双方彼此都是一边传递自己的意图，一边推测着对方的意图。双方彼此都参与到一种主体间诉求中，在自己的意图与对方意图之间达成最佳的协调状态。

　　我们将这种心理行为的（psychoethological）层面视为互动的局部层面，当两个人互动时，这一层面始终都在继续。其他所有一切都视为其背景。自我作为一个整合的单元——整合也是其自组织的要求——需要不断地动作 / 反应 / 互动。这就是局部层面。

互动是自发的、创造性的和共同建构的

互动是一个新旧元素的复杂集合。它不可能是全新的，因为如果是全新的互动双方将无法识别对方、或者无法找到一个起点来达到协调一致并共同完成活动。它也不是完全可预测的。如果互动是生搬硬套的或者事先谋划好，我们会认为这是令人不满意的、不真实的、甚至可能还是令人不安的。它不是照本宣科的，而必须是自发的。

举一个录像记载的儿童精神分析首次治疗时段的例子，其作用在于说明局部层面的这些面向（Harrison，2001）。一个 5 岁大的小女孩劳拉，正在审视一个娃娃的家，然后在分析师的玩具箱中东翻西找，想找到一些东西放到娃娃家里。尽管她的妈妈就在她身后，但是劳拉看起来似乎在密切监视着妈妈，同时也避免与分析师进行目光接触和言语交流。分析师处在背景中，就在孩子的左侧。治疗开始三分钟以后，劳拉第一次从她的妈妈转向分析师，在这个点上，可以说序列开始了。以下对互动的评论以加重号标出。

序列一

1. L（劳拉）：就这样，没人能进这间屋子！（我不想你靠近我。然而，这些词句与情感和韵律不一致，后者在说，嗯，也许在某个时刻……）

2. A（分析师）：是啊，这是个好主意！给我点事做怎么样！告诉我一些……我可以做的……对这个……娃娃的家？（分析师的当下目标是和劳拉建立联结，试图巧妙地让自己参与到孩子的游戏中。与孩子建立某种参与的这种局部层面目标，是帮助她改变这一最终目标的一部分。）

3. L：我……我还不知道呢。（退后，但是，仍然保持一丝联系。）

4. A：好吧。那我就等到你提出什么。（延缓，并接纳劳拉不情愿分享其主动性。）

5. L：这个房间里只放床！（自发性。）

6. A：只放床。（接纳／认可，仍然试图加入。）

7. L：我想这样不行。那个房间只放床，这个房间只放床。（后退。）

8. A：好的……两个房间……只放床。（同样，接纳／认可劳拉保留其自主性。）

9. L：好吧。嗯，其实……那间不要当睡觉的房间了。这间当睡觉的房间。（后退／前进，对立倾向的重复上演；这一次，一个方向浮现了。）

10. A：好的。（与她在一起。）

11. L：这样就相配了。（在已建立的方向上前行。现在看来，这个方向代表了一个朝向他们两人之间和睦相处的移动——"相配"。）

12. L：还有，只有一条路可以进来。你得跳着进来……而且跳上床……像这样。（通路被严格控制着，以维持舒适的主体间距离。但是，已经从"没人能进"移动到"有一条路"了。）

在这个简短的序列中，分析师试图加入到这个孩子的活动中。对于准备阶段进展太快（第3行）孩子显得犹疑不决，对于分析师的每一个想要加入她的主动行动，她都以后退来回应。而分析师选译让步，他推测劳拉在这个时候还不能分享其主动性。随着事实上她们共同做事这一过程，劳拉经历了她自己的（主动性，对分析师的部分撤退）过程。这个孩子和分析师正在就她们之间的主体间空间进行协商，双方彼此都在选择自己的下一个移动，以回应对对现在正在进行的关系移动。

序列二（在 26 秒后开始）

26. L：（嗯。）好多毯子！（是的。）

27. A：好的……别忘了，我在等着命令。（我能加入你吗？）

28. L：（大笑。）嗯。总是很难找到毯子（blankets）。（她在玩具箱中东翻西找，但是，似乎找不到她想找的东西。转向／犹豫，回避直接的互动。）

29. A：什么孩子？（分析师听错了劳拉的话，以为她说的是"空白的小孩"（blank kids），而没有理解，她寻求澄清和更直接的交流。）

30. L：毯子！！（在不联结的情况下，更多的接触。）

31. A：噢，毯子。（听你的，好吧，至少在这一点上，我们在一起。）

32. L：怎么找也找不到枕头。（劳拉重复着找不到东西的主题。她找不到她想要找的东西，就调整了一下，转向一些别的东西，但是，当她的寻找没有结果的时候，必须再次转向。她仍然对参与保持着观望的态度，但是，增加了些微的接触。）

33. A：是的。有些毯子和枕头可能已经……或许……它们……可能发生了一些事情……。（分析师在寻找一种保持联结持续的方式，而无须增加内容或方向。这里把住了一个位置，而这似乎是成功的，因为孩子又转向了其他东西。）

34. L：是的，好吧……这是桌子……但是，我们要有两个。我知道你有两个。（是的/第一次提到"我们要"。）

35. A：要我去找吗？（我现在能加入你吗，能够通过给你些东西而获得许可，进入你的娃娃家吗？）

36. L：哇……我找到了！（是的，你可以加入我，给我些东西。等等！我达到了我的目标，不需要帮助了。这个"不需要"的部分是一个重要程度稍次的部分，而最重要的是所有一切已经建立起联结，分析师提供了三次帮助，作为试图加入的方式，而孩子两次拒绝，作为保持分开的方式，最后，劳拉最终接受了一次相聚。）

37. A：你太棒了！（我确认你的成功/我识别出你开始有意愿让我加入你。我很喜欢！）

再一次，我们看到了他们共同组织其互动、偶尔回应彼此的过程中呈现出的两个人之间的来来回回。我们可以看到在这个层面上，人们不知道从一个时刻到下一个时刻将会发生什么（要是劳拉找到了毯子，会怎样呢？或者，如果分析师听对了她所说的"毯子"（第29行），而不是听成"空白的小孩"，又会怎样呢？），双方都必须随兴前行，即便某一方有着对方向的总体感受。人们不知道病人会说什么，也不知道分析师会如何回应。互动总是处于浮现和演变的过程中，大多数情况下是即兴的。随着互动的进展，目标持续地演化和转变（例如，从毯子转变为桌子，而在主体间场域，从把分析师排除在外，转变为劳拉略微降低了防备）。因此，至少在局部层面，这个过程具有不可预测和不确定的特性。随着两个人的互动，他们的行为在那一时刻在那个情境中被组合起来，也就是说被彼此共同建构出来，尽管过去作为一种背景也被利用起来。双方彼此都在持续进行的即兴过程中回应并影响对方，这个过程包含双方彼此所做出的持续的动力性调整。他们基于什么做出这些调整？只能是基于其适应性策略，也就是他们的内隐关系知晓。这种知晓存在于双方彼此的行动（包括言语动作）以及互动中。由于意向性是从互动中推断出来的，其必然会产生意义。而且，由于所发生的事在其发生时是被互动双方组合起来的，因此这是一种创造性的、自发的、共同创造的过程。它是即兴的。

我们也可以从局部层面的视角来看待使用精神分析治疗成年患者的案例。举例来说，考虑一下当病人陷入沉默时发生了什么。只要病人和精神分析师都"同意"沉默，就有可能出现这个沉默。但是，这个沉默由什么组成呢？是对方的一个要求、一种胁迫、调节、还是稍事休息？是紧张的、平静的、还是嬉戏的？他们两人对沉默的解释是否相同？每一方都会基于他或她的独特历史，对正在发生什么、以及在感觉上如何，建构出他或她自己的、持续的、不断演变的评估。让我们假定，分析师决定在 2 分钟之后说点什么。事情从这一点开始继续进展。假使分析师的决定是在 15 秒后说点什么，接下来的进程可能就会不同。可以说，有许多条路没有走过。从这个意义上来说，互动过程始终处于正在被创造的过程中，并且是无法预测的，随着双方彼此为对方做出持续的微观调整，意图不断转变。互动将会去向哪里，只有当互动已经到达那里之后，才会揭晓。

互动是一个松散的过程

每个人都是一个独立的主动性个体。从来没有两个伙伴能在互动中完全保持一致，那也并不一定是我们想要的。互动不是编好了的剧本，所以不协调的互动是不可避免的。有时互动双方会错过彼此。他们会离开、回来、暂停、表示他们希望事情继续或改变。这个互动过程有许多"噪声"、或者叫做松散性（sloppiness）的源头，这也是互动复杂性的一部分。我们回想劳拉从毯子向枕头的转换（第 26—32 行），分析师听错了劳拉的话。在这里，错位、无效、或者说松散性是无可避免的，因为组成每一个"心灵"的心理系统都是多重的并行的，因为了解另一个心灵本来就很困难，因为每个个体都有着或多或少不同的动机和独特的解释。然而，这些不可避免的互动失误也使重新协商、以不同的方式联结和方向改变成为可能。从这个角度来看，松散性也具有生成性（generative）。随着每一个参与者多次尝试以参与到对方的活动中，新的互动可能性浮现出来。与相互调节模型一致，这里的关键要素也将是重新调整的过程（Gianino 和 Tronick，1988）。

接下来的临床片段（为清晰起见经过删减）呈现了这种调节过程中的调整不当（misalignment）和重新调整（realignment）（Nahum，1988）。

病人琼说道她的同事卡斯固执己见、总是把事情弄糟，但是，"我只是安抚了她，把事情平息了。"

A（分析师）：你平息的是什么？

P（病人）：就是我感觉到对她的鄙视。她是个白痴！她说的总是错的。

A：什么错了？

P：而且我被她不着调的评论伤到了。

A：什么感到伤到了？

P：……我觉得我和你联不上了。有那么多的东西，我想要说……而你一直在问问题！

A：哦？

P：那里是卡斯让我恼火，现在你也让我恼火。我不得不问，是不是整个世界都激怒我！

A：也许是因为感到另外一个人的方向与你的不一致，才让你觉得恼火。

P：也许是这样，我一下子感到泄气了。我一直感到，想要告诉你，所有让我不安的事。然后突然就觉得，有什么意义呢？

在这段交流的前半部分，分析师和病人彼此没有领会对方的意图，尽管当病人带着被激怒的感觉指出这一点时，调整不当才浮出表面。然而，她对这种调整失当的关注，使得双方都参与到一个共同寻找更恰当的协调方式的过程中。双方都以言语的方式对这个调整失当作了标记。然而，应当注意的是，有时候这个过程也可能出现在内隐层面，成为了无意识的自动调整。作为可以想象的例子，被激惹的语调可能渐渐出现在病人的声音中，分析师感觉到什么地方出了差错，于是可能从如此激进的提问中后退。

关系移动和协调增强的过程

我们认为，自组织系统趋向于更加具有内在一致性（Sander，1980）。在治疗情境中，我们将这个朝向内在一致性的移动过程，看作是一种安静地、一步步地在内隐层面发生的渐进过程。这种朝向内在一致性的移动，被体验为双元体协调感增强的感受，及共处时自在感增强的感觉。然而，为了讨论这一过程，我们必须思索更小的互动单元，我们称之为关系移动。在考虑治疗性互动中发生的事情这一局部层面时，我们选择关系移动这一术语来标注这种言语或非言语行为过程的最小片段，这种行为过程可以被解析为主体间意图。然而，我们遭遇的一个核心问题是，尽管行为过程是可观察的，而与之相关的意图或意义只能推断（inferred）出来。但是，我们与弗里曼（1995）持相同的观点，即认为，这种通过解析行为推断意图的过程，正是大脑如何运作、以及我们如何理解他人的关键之所在。这些关于他人意图的推断，是构建一个人的关系移动的原材料，它指引着人际间的行为过程。

对意图的解析是任何两个互动的双元体所面临的关键问题。观察到的行为过程和推断出的意图之间的关联是松散的。将行为过程解析为意图或意义，常常需要互动序列中的重复和冗余（reiteration and redundancy），这样，潜在的其他"解读"就可以得到评估并被排除。这个推断和评估的过程时刻都在内隐层面发生。推断对方活动中的意图或目标导向性的过程，具有持续的不确定性，为这一互动过程带来了不可避免的松散性。从行为过程推断意图时呈现出的这种松散性源于互动过程本身的相应的松散性。松散性是人类主体性本质所特有的。双元体彼此不仅发出行为过程、推断意图，而且，随着对方的行为过程和意图的浮现，也会对其形成产生影响。随着时间流逝，双元体彼此从协商过程中产生的意图，就可能逐渐为对方所识别。这就是为什么关系移动是一个过程的面向的原因，它不能被预定为某种特定的行为类型或某段特定的延续时间。

随着意图变得更为一致，先前未预见到的、新的共同活动可能会浮现出来。每一方都基于探索性的移动，持续地对"我们在一起吗？"及"这是我们都想去的地方吗？"进行调整。这一不断探索和调整的过程是持续进行的。根据我们的观点，若觉察到对方为回应自己的主动行为而做出的互补性动作与自己匹配，就能够持续地感受到协调性。然而，这种识别不一定是外显的，也可能是不需要意识参与的觉察。如果协调实现了，就会带来被赋予活力、或自在感增强的感受，因为这个双元系统作为一个整体的内在一致性增强了。因此，关系移动的协调性促进了分析师 - 病人互动中的改变，正如它也可以促进父母 - 婴儿互动中的改变一样。关系移动的协调（fittedness of relational moves），是指出现了更自发的、更具有内在一致性和更为合作的互动形式，这会带来前行过程中的改变。每一次协调出现时，即使非常微小，该双元体也将移动到一个略微不同的位置。我们回想一下劳拉和分析师从"没人能进这间屋子"到"有一条路可以进来"的转变。这就是一个略微不同的位置。从内隐层面、也就是局部层面的角度来看，他们的共同工作转向一个新的背景，从这里继续开始前行。他们所创造的、共同拥有的、彼此关注的主体间空间使系统朝向更复杂的内在一致性移动。已经被创造出来的一切属于参与双方，并成为双方彼此内隐关系知晓的一部分。

协调和改变的动力性系统论观点

动力性系统论与心理发展的研究共同为变化过程提供了一套重要的原则（Stolorow，1997；Thelen 和 Smith，1994）。浮现属性和吸引子状态（attractor states）[①] 这两个概念与精神分析治疗过程中的变化尤其相关。浮现属性是有机体发生的改变，但这并不是有机体预先设计的，而是作为有机体 - 环境关系的一个面向逐渐演变的位置。吸引子状态是一种稳定的模式，可以被视作该系统"更愿意"（prefer）存在的地方，尽管这不是绝对被迫存在的位置。在早先发表的文章中（BCPSG，1998a，1998b），我们将一个人的内隐关系知晓视作一种浮现属性。人的内隐关系知晓会产生一套特定限制以构成吸引子状态，其中个体的内部与外部关系场域倾向于存在下去，因此，对于这个人，"知晓"支配着什么具有关系可能性，什么具有内部可能性。

分析过程不可避免会同时涉及情感、认知及行动层面的工作，使得旧的、有负面色彩的过程及意义失去效用，建构起更整合、更灵活、更具有内在一致性的相处方式（Lyons-Ruth，1999）。失去稳定性是必要的，以便使系统从习惯性的存在方式转向一种新的存在方式，但自相矛盾的是，安全性又是其

---

① 吸引子状态（attractor state），指一个系统自发运动时所朝向的状态——译者注。

先决条件（Stechler，1999）。

催化改变的互动性要素

显然，写到这里，我们一直将重点置于互动及局部层面所发生的事。从某种意义上来说，我们已经回到了精神分析起源之处，也就是弗洛伊德（Freud，1895/1950）提出的把行动（act）放在首要位置。引入结构模型之后，弗洛伊德含蓄地回到了这个观点，他说治疗必须是发展性的，在病人和分析师之间必须发生些什么（Greenberg，1996）。我们的观点是，协调性作为一种新的背景发挥作用，为进一步展现共享体验的新形式提供了潜力。它改变了主体间场域，转变了双方彼此对内隐关系的预期。随着这种转变，有可能开启新的主动行为（改变）的深化。在治疗性互动中，变化将会被持续引入互动涌流中，为相遇或相遇的失败提供机会。当相遇出现时，或主动行为的协调一致出现时，更大的包容性就产生了，这意味着在那个时刻，双方彼此都抓住了对方意图的重要部分（见 BCPSG，1998a）。内隐关系知晓被改变了，互动涌流的方向也发生了变化。而当相遇的失败出现时，包容性被潜在地限制了、阻止了。由于先前我们将概念化局限于充满情感的时刻，而没有强调内容的协调性，或者说对互补性行为的识别，才是核心临床概念，它捕捉到了系统趋向于内在一致性的倾向。在前行过程中，协调性不断被评估，并且关注于重要性这个广谱范围的议题。协调的达成导向内隐关系知晓的递增性改变，这被体验为"好转"。

总结和结论

所有行为都是有动机的，尽管这个观点一直是精神分析理论的基础，但是，人们从未在局部层面的内隐知识领域中、在主体间调节的层面上对其进行思考。我们相信，这个层面是对诸如移情－反移情及潜意识等概念的重要补充。我们的心理发展取向引导我们得出以下结论：正是在这一层面上，我们一生的情感程序（emotional procedures），或者说，内隐关系知晓得以建立和重组。因此，这需要我们在试图理解治疗性互动的这一层面时给予最细致的检视。关于如何与他人发展关系的情感"估价"（valuations）渗透于内隐关系知晓中。因而，内隐关系知晓组织注意焦点，既引导着评估过程，也引导着行为过程。也正是由于这个原因，过去得以传承、参与得以调节、且意义得以产生。

我们总结了以下四点：

首先，治疗性改变既可能发生在高度情感投注的"现在时刻"和相遇时刻，也可能发生在微小的、较少情感投注的时刻；其次，治疗性改变涉及内隐关系知晓的改变，后者发生在局部层面互动双方彼此关系移动的持续涌流中；再次，内隐关系知晓的改变通过使相处方式更具内在一致性而产生；最后，通过识别互动双方的主动行为之间的协调特异性，可以产生更具内在一致性的相处方式。

第 5 章

再述解释之外的"更多的东西"：
分析性相遇中的松散性和共同创造性 [1]

① 最初发表在《美国精神分析协会杂志》(*Journal of the American Psychoanalytic Association*)，53（3）：693-729。版权所有 ©2009，美国精神分析协会。经由赛奇（SAGE）出版有限公司和波士顿变化过程研究小组许可转载（2005）。

引言

在第 4 章，我们开始发展出一种用于描述治疗互动中内隐层面的语言，我们相信这套语汇抓住了两个互动者之间正在发生及真实发生的一切。随着局部层面成为更重要的核心概念，我们对其所采用的研究方法可以与人们研究母婴互动的方式进行比较，由此，某些特征就显得格外突出。此外，尽管这一概念的提出是在前一个章节，但本章我们会更全面地发展这一概念。

当我们仔细审视局部层面的时候，我们意识到时时刻刻层面的交流是多么具有松散性、模糊性、不确定性及难理解性。最初我们也感到困惑不解，但是，我们逐渐明了，或许我们已经观察到变化过程中的一些至关重要的东西。我们也意识到，共同创造（co-creativity）的本质属性是所有交流的方向。我们将精神分析的这一层面，视作对传统精神动力学的微观扩展，而不是取代了传统精神动力学。对治疗的描述传统层面与时时刻刻层面之间的关系，可以类比于对某个器官的解剖学描述与细胞生物学描述之间的关系。

在这一章，我们也将更全面地阐述我们如何运用动力性系统理论的方法，并且描述这一理论体系对于精神分析的局部层面是多么契合。我们将描述大多数来自发展心理的一般性交流与治疗性交流的数据［例如，自组织属性、非线性转变（non-linear shifts）、以及无法预测性］是如何有助于解释动力性系统理论。

在第 4 章之后形成的另一个领悟，即要在这一章更详细阐明的，是对个体的意向状态（intentional states）或方向特性中所包含的、根本特性的深入理解。在上一章，治疗的双方主要被看作是以个体为中心的、带有自己的需要在治疗互动中与对方协调一致的意向性方向（intentional directions）的个体。在第5章以及接下来的章节中，我们更进一步推进了这一具有挑战性的观点，即许多社交的意向是从持续进行的社交过程中共同创造出来的，而不是理所当然地被考虑为互动中任何一方所具有的属性。与将意向性状态视作以个体为中心的这种主导性思维方式相反，我们感到，许多社交导向的意图是作为共享方向、或者说作为双元体属性的浮现，并不是作为个体方向或属性的呈现。在这一点上，我们不仅将动力性系统模型运用于更宽泛的治疗性改变的范畴，也将之运用于双元体时时刻刻的共享方向浮现的微观过程。

关于这一领悟的暗藏含义是，有必要重新考虑精神决定论（psychic determinism）的本质与局限性，因为瞬间之中（in the moment）所体现的随意性和共同创造性，需要我们就"改变"是如何在个体中发生的这一假设进行根本的转变。或许我们可以说，精神分析关于单一精神决定论（monadic psychic determinism）的概念与其关于改变的可能性的观念之间存在着固有的矛盾，而我们所进行的这一更前沿的概念化可以解决这一矛盾。

在这一章的第二部分，我们针对这篇文章的三份评论进行了回应，评论与原文是同时发表的。在回应中，我们提出了几个要点，例如，意义存在于何处、什么是深层的、什么是表浅的、以及语言的作用是什么等。这些问题将在第6章进行更详细的讨论。

将动力性系统理论运用于精神分析时，我们已经形成了这样的观点，即精神分析的治疗性互动本质上就是一个松散的过程（BCPSG，2002）。这种松散性来源于两个心灵共同创造这一过程所固有的不确定性（indeterminacy）。这里所说的松散性是指病人和分析师之间的意义交流（exchange of meaning）的不确定、无条理、或者说不那么准确的特点。本章尝试探索并阐明这种不确定性，及其对于精神分析过程的潜在意义。这种对时时刻刻层面的治疗过程体现出的松散性，也根植于用文本记录下来的精神分析治疗时段中的那些可观察到的特征。

我们将尝试在局部层面上描述精神分析过程（BCPSG，2002）。局部层面指的是病人和治疗师之间秒秒相续的信息互换，其中包含了关系移动（BCPSG，2002），关系移动由非言语的和言语的偶发事件组成，例如口头的词语、沉默、姿态、以及姿势的变换或话题的转换。可以认为局部层面的每一次关系移动，都流露出一种想要创造、改变或微调治疗关系的当下（immediate nature）的意图。任何交流都有着局部层面。

这种方法允许我们将焦点放在之前没有作为治疗过程中的偶发事件而被充分识别出来的事情上。许多近期的思想家一直在探讨精神分析互动的维度（例如，Benjamin，1995a；Hoffman，1998；Mitchell，1997；Ogden，1997）。然而，大多数关系学派的思想家一直关注的是更宽泛的心理动力学意义范畴，而没有系统化地集中在时时刻刻的层面（但是可参阅 Beebe 和 Lachmann，2002）。从这个角度来说，研究局部层面的过程可以视作用聚焦透镜观察精神分析的过程，这是另一种层面的分析，并非在更微观的层面取代传统精神分析。

概念性和描述性的新方法，常常需要新的术语来理解这一方法的特定概念。当我们开始发展我们关于精神分析治疗中时时刻刻维度的观点时，我们发现，显然大多数现有的精神分析词汇与动力性潜意识和三重人格结构理论（tripartite theory of mind）之间有着紧密的概念上的联系。使用现有的词汇来指称我们对于潜意识过程的多样性所持有的、多少有些不同的观点，造成的是混淆，而非澄清。因此，我们发现，不可避免地要在我们的讨论中引入新的术语。

尽管我们的研究成果可能对很多重要的精神分析议题都有着潜在的意义，这些议题包括，例如：对动力性潜意识的触及，在局部层面观察到的不确定性和分析技术处理之间的关联，或者说我们称之为共同创造出来的自发性材料与来自过去的、心灵内部的动力性材料之间的关系。但是，这类潜在的意义超出了本章的讨论范围。眼下我们采取的方法，以及来自这种方法的描述将成为我们关注的中心。

尽管松散性（sloppiness）这一术语具有负面含义，我们仍将松散性看作是所有双元互动中时时刻刻层面所具有的、弥漫性的、无法回避的内在特质。与其将这种松散性看作问题，不如将之视作产生心理治疗性改变的可能性的关键。我们的观点是，从一方面来说，意义交流所呈现的松散性为互动引入了相当程度的不确定性，即常常被视作错误或意外的东西；但与此相矛盾的是，它也为增进分析师和病人互动过程的连贯性引入了新的可能性。松散性具有潜在的创造性。尽管动力性系统模型以这样或那样的形式包含了松散性的特征，在很多科学领域已经贡献了极为新颖的洞见（例如，Edelman，1992；Freeman，1995；Prigogine，1997；Thelen 和 Smith，1994），但是，几乎很少有理论家考虑过这些模型如何能够运用在心理治疗的关系过程中（但是，可参阅 Beebe 和 Lachmann，2002；Stolorow，1997）。就心理发展研究对于精神分析治疗的潜在意义而言，我们对于分析采取的是双元的、关系性的和主体间性的视角，并且将这些观点整合到基于心理发展的、治疗过程的动力性系统观点中。动力性系统模型尤其适合于处理带有很多相互依存变量（interdependent variables）的复杂系统。这类系统有着自组织的特性，导致在相当程度上无法预料组织中产生的不连续的、非线性的改变。这些改变使先前不存在的特性在无法预料的情形下浮现出来。

　　这种动力性系统框架的特性包含以下要素。第一，治疗的动力性引擎在于分析师和病人作为双元体的自组织特性。第二，分析师和病人为这个过程所贡献的，既有个人的倾向性，也有受到对方影响后的投入。这些多变量（multiple variables）可能有时相互对立，有时又是一致的、或者说互补的。第三，将要从两个参与者的互动中浮现出的轨迹是无法预料的，而且包含着从很多变量的互动中意外产生的浮现属性。第四，这种浮现轨迹对关系的初始条件（initial conditions）敏感，并受其制约，这种关系也包括双方各自带到治疗中的既往关系史。这种框架既包含了系统内运作组织的双方各自强有力角色，也包含了系统内运作着的制约的重要作用。

　　除了动力性系统框架，心理发展研究也表明，记忆的非意识的、内隐的及程序性形式的重要性。近来，我们已经唤起人们对关系领域中的这一内隐形式及其重要性的关注，我们把这些内隐形式叫做"内隐关系知晓"。内隐关系知晓指的是，对个体彼此之间产生关联的方式的一种表征，这些方式既在焦点注意之外，也超出有意识的言语经验（参见第 1 章和 Lyons-Ruth，1999）。

　　我们并不拒绝动力性潜意识的概念。正相反，我们从一系列潜意识现象方面进行思考。在传统精神分析中，动力性潜意识被贴上了言语或象征的标签，仅仅是由于压抑的原因而成为潜意识的，这在精神分析中被认为是唯一具有"心理动力性的"，也是所有重要情感的表征之所在。然而，还存在着非意识的内隐知晓，它没有言语／象征的标签，也不需要通过压抑维持在潜意识的水平（参见第 1 章）。由于内隐层面代表着目标导向的人际间动作，带有强烈的情感估价（affective valences）和冲突性的要素，这一层面也同样具有丰富的心理动力学意义，而不一定成为动力性潜意识的一部分（Lyons-Ruth，1999）。然而，进一步甄别内隐的非意识部分和被压抑的潜意识部分的各自作用，已经超出本章的范畴。在这里，我们的任务是将关注点导向内隐层面的存在。

我们发现，从内隐关系知晓方面思考过去对现在所发挥的作用，能够有一些益处。这种视角能够提供对于过去 - 现在关系（past-present relationship）的澄清，这与当今发展心理学及神经科学知识是一致的（比较 Lyons-Ruth，1999；Schore，1994；Westen 和 Gabbard，2002a）。认知神经科学已经不断证明存在着两种形式的记忆，通常把这两种形式分别定义为内隐记忆和外显记忆，或者叫做程序性记忆和语义记忆，并且这两种记忆在运作方面是可分离的。心理发展研究已经描述了前语言期的婴儿在象征或外显记忆发挥作用之前，就具有表征和预期与他人互动模式的能力，这个阶段更早于对互动结构的任何象征描述的形成。

尽管先前的精神分析理论已经趋向于将非言语形式的表征等同于婴儿的前语言运作，但是，目前的神经科学清晰地表明，表征的内隐形式对于复杂的成人功能运作和对于婴儿的运作都是最根本的（例如 Jacoby 和 Dallas，1981；Schachter 和 Moscovitch，1984）。此外，复杂的新知识的学习是通过内隐机制在成年期出现的。这种新的学习并不是通过将内隐知晓转译为象征或意识来进行调节，尽管词语或图像有可能被纳入新知识的一部分。实际上，内隐知晓的许多形式是关于如何用词语来做事。由于记忆的内隐形式最初并不是以词语的形式进行编码的，因此，言语形式并不是心灵通常运作的方式。

此外，内隐关系知晓的概念延续了动力性潜意识（被压抑的）和运作性非意识在情感和关系生活中占据核心地位这一观点，同时也使我们从将动力性潜意识视为理解内在心理领域的必要或唯一途径的模式中解脱出来。它也将我们从改变一定需要使潜意识上升为意识的言语理解的期待中解脱出来。尽管大多数关系理论都将改变解释为，在关键的互动发生之后、对病人 - 分析师之间言语交流的理解的结果，但是，我们的模型认为，具有丰富情感的内隐过程能够带来瞬间改变互动的能力（参阅 D. N. Stern，2004）。在某些情况下，这些改变可能并不需要互动双方从外显的角度对于已经浮现的东西进行反思。

我们将内隐关系知晓理解成一种关系性记忆（relational memory），这种记忆随着每一次新的关系性遇见（relational encounter）而持续存在于不断被体验的动态过程中。尽管治疗双方都有着众多的主体间能力，包括解释关系意图的能力和评估对方心灵状态的能力，但是，创造共享内隐知识的能力并不单独存在于任何一方。正相反，随着治疗的前行，共享内隐知晓和共享意图一点点从共同创造的、彼此相互提供的关系姿态（relational overtures）中浮现出来。这种动态的双元系统具有"涌现"的能力，它可以在双方互动中创造出新的、不可预测的共享内隐关系，并将之作为治疗中共同创造出的新的相处方式。

总而言之，我们得出以下假设：与心理治疗相关的、大多数具有情感意义的生活经历都是在非意识的内隐知识领域得以表征的这也包括移情的许多种表现形式。因此，在局部层面发生的大多数事情都具有心理动力学的意义，尽管不一定是被压抑的。从动力学方面而言被压抑的潜意识也有可能在局部层面具有积极的影响力，但是这一事实不是我们讨论的焦点。

在阐述内隐关系知晓的新形式浮现过程的这种动力性系统模型时，我们已经将关注点集中于病人和分析师之间的时时刻刻层面的活动。在先前的工作中，我们一开始就捕捉到了为病人和分析师而"点亮"（lit up）的难以忘怀的瞬间（BCPSG，1998a）。在后来的工作中，我们将焦点扩大，涵盖了治疗双方在时时刻刻互动的局部层面中都参与进来的、更为平静的日常瞬间（BCPSG，2002）。在这一局部层面，我们可以清晰地看到，在较小的、显然不那么引人注目的瞬间中发生的改变，与在那更为"闪亮"的瞬间中发生的更为显著的治疗性改变相比较，其模式是相似的。因为我们相信，局部层面是治疗行动（therapeutic action）的发生处所，所以我们认为，澄清这一层面发生的过程与现象，包括松散性，将有助于阐明在精神分析治疗中实际发生的其他面向。

与元理论相比，治疗过程的时时刻刻层面没有得到足够的关注。我们相信治疗活动的这一层面有其自身的复杂性、结构和组织。正是在这种时时刻刻的层面，内隐关系程序才得以编制和发展。然而，我们对于这一层面的关注，并不是意欲要指出精神分析框架的背景和元理论不再相关。实际上，未来的工作有必要关注于把局部层面与更宏观的精神动力学意义及叙述的层面整合在一起的过程。

松散性和共同创造性是治疗过程所固有的

治疗在局部层面具有松散性这一观点，是本章的核心论述。这一点有着深远的影响。松散性扩展了精神分析双元体中所固有的可能性和可变性。而松散性就是借助共同创造的过程产生互动中的顺序或共同达成的方向（shared direction）。

分析师在进入治疗时，通常对于他或她想看到的病人的进展只有一般性的相当笼统的概念，这些进展状况指的是关于冲突的解决、有效行使功能的范围的扩大、焦虑的降低，或者是更具灵活性的情感表达等。病人在进入治疗时，对于他或她会得到怎样的结果，也只有非常一般性的想法。不论是分析师还是病人都并不特别确切地知道他们两个人要一起做些什么来达到他们的目标。实际上，分析师和病人都只能抓住互动过程中下一步将要做什么这种当下的两难困境。当然，是否能把握这种困境关键要看分析师所接受的动力学训练及其本人的人性能否发挥作用。正是在这一点上，分析师对于某个治愈方向的把握、对于从病人的言语和动作中"识别出"什么的某种选择，可以被操作化。但是，这种治疗"如何进展"所呈现的不确定性是不可避免的，无论采取怎样的技术观点，而且这种不确定性必然产生于这一简单得不能再简单的事实，即病人和分析师二者都是独立的能动性（independent agency）和主体间性的来源，与此同时他们也不断地互相影响。

治疗的双元系统的松散性有一部分来自于治疗互动的一个核心特质，我们称之为模糊意图化（fuzzy intentionalizing）。当任何两个具有创造性和独立的能动性的人展开互动时，他们遇到的核心问题是，尽管行为过程是可观察到的，但是其相关的意图或意义必须是经过推断的。我们和弗里曼（1995）以及目前的婴儿研究结果（Carpenter、Akhtar 和 Tomasello，1998；Meltzoff，1995）都声称，这种通过对行为过程的分析来推断意图的过程，对于大脑如何工作、以及我们如何理解他人都是至关重要的。这些关于他人意图的推断，就是一个人一步步的逐步形成关系移动的原材料。

对于意图、或者说动机方向（motivational direction）的推断是任何双人互动都要面对的重要议题，但是，在精神分析治疗中尤其明显，这是由于关注点集中在动机方向。当我们在这里使用意图（intention）这一术语时，我们既是在狭义的层面使用这个词语，即"对方现在试图对那个评论做些什么？"，也是在广义的层面使用，即"对这一动作或评论起作用的、更广泛的意义或目标方向是什么？"。然而，可以观察到的动作——在分析情境中通常指言语动作——和被推断出的意图之间的关系必然是松散的。将动作进行分析，并转译为意图或意义，常常需要互动中的接二连三的动作一遍一遍呈现重复和冗余的特点，这样就可以评估并排除其他可能性的"解读"。这种推断和评估过程主要在内隐层面、在非意识的时时刻刻层面发生着。

松散性和意向性

在推断对方动作的意图或目标导向性（goal-directedness）时的这种持续不确定性，带来了互动过程中不可避免的松散性。每一个参与者不仅仅做出动作并推断意图，这些动作的做出和意图的浮现，也影响着对方的动作和意图的形成。

把握意图的松散性，源于互动过程自身相应的松散性。松散性是人类主体间特性中所固有的。随时间的推移，经过一个协商的过程，结果是每一方的意图都有可能在内隐层面被对方"识别"出来。

这种不断进展的模糊意图化过程包含着大量的可变性和重复性，而这正是治疗过程的本质。这就需要治疗双方都找到彼此适应的回应，从而导向治疗的共同方向的浮现。治疗性改变的核心在于这种识别过程。这一过程充分利用了松散性及其可变性、不可预测性和重复性，以促成特定的相遇时刻。这样的时刻有助于双元体浮现出新的共享方向。我们已经在先前的论文中讨论过这一内隐识别过程（BCPSG，1998a，1998b，2002），我们将在本章最后一部分再次回到这一过程，展开详细讨论。

松散性和共同创造性

我们发现松散性对于时时刻刻的关联来说是固有的，因此必须设法解决"它是如何对改变的产生做出贡献的"这一问题。共同创造性的概念正是在这里发挥着作用。我们将共同创造看作是两个心灵一起发出行为的自组织过程。这一过程充分利用了互动中固有的松散性，来创造具有心理意义的新事物。所产生的东西先前并不存在，也不能被任何一方充分地预料到。在任何互动中，困惑与惊喜都有多重来源，包含了双元体不可预知的要素浮现的多种可能性，以及对其进行阐释的多种可能性。正如在双元互动中看到的非线性动力系统，就其本质而言，它重组了人际和心灵事件，其方式是不可预测的，是作为互动的功能自发浮现的。因此，新的意图、感受和意义就是非线性双元系统中围绕兴趣的某种创造性产物。意义、感受和意图通常不被认为是创造出来的，它们是从双元互动中未曾预料地浮现出来的，也是从人类互动中浮现出的最重要、最复杂的产物。

　　我们有几个理由使用共同创造性（co-creativity）这一术语，而非共同建构（co-construction）。共同构建带有暗含的、与动力性系统模型不一致的意思。建构（construction）这一词语暗示着一种被指导的过程，在这一过程中，参与其中的要素是按照预先的计划而被组织在一起的。而使用共同创造性这一术语，就没有组装的痕迹。正相反，被组织在一起的要素自身就是在交流过程中形成的。

　　治疗互动的微观过程的核心就是这种创造性，这也是易于被忽略的。有时，甚至似乎没有什么事发生。然而，在主观的层面，存在着持续体验到的不确定性和无法预测性，因为治疗师和病人试图相互理解并结合彼此正在浮现的意图和主动性，使之服务于互动中持续的共同方向。在此附带说明一句，我们必须注意到并不是每一个可能被共同创造出的方向，对于病人来说都具有治疗作用或者都是建设性的。但是，这是关于疗效的技术和概念问题，不在本章范围之列。

在一个分析时段中的共同创造性和松散性

　　接下来我们将展示关系性系统的这些特征，及其在治疗性改变中的重要作用，我们的方法是近距离逐行检视每一个分析时段。所摘选的材料来自两个不同治疗时段的录音文字稿中三个连续的片段，这是由我们的一位成员进行的分析。全部文字稿列于本章最后的附录。内隐关系知晓常常被误解为完全指的是互动的非言语方面，而互动所具有的这些松散的特征不仅仅局限于非言语领域，在言语交流自身的内隐程序层面、或者说内隐过程层面，也是显而易见的。完全采用言语形式的文字稿所略掉的一点在于，在任何双人互动中，都同时存在着多重的言语和非言语沟通的层面，各个层面之间以及不同层面之间的连贯性，对治疗互动双方产生的影响都是至关重要的。

　　在这些摘选片段中，尽管病人呈现出的主题具有丰富的心理动力学特征，并且我们相信，局部层面与心理动力学意义的层面是有关联的，但是，我们不会讨论这些动力。尽管任何治疗互动都可以归属到心理动力学的讨论，但是，不论采取的是哪种特定的分析技术，在局部层面，这些互动都有着系统自身的一定的组织。意图和治疗方向的协商因采用技术的不同而呈现出相当大的差异，但是，这种治疗方向的协商始终都是当下的。而且我们正在描述的这些现实的特征，只有当人们仔细审视这种时时刻刻层面的时候才会浮现。实际上，在叙事层面是看不到这些特征的。所以，当松散性出现在局部层面，在一个接一个的关系移动中出现时，我们将表明，我们指的共同创造中的松散性是什么。我们还要展示模糊意图化的过程，以及相应的对多变性和冗余性的需求。我们还会就松散性的这些特征如何成为共享意义创造中的固有本质进行评论。

在这里简述一下案例的历史，病人四年前因反复出现的自杀念头而寻求精神分析。她曾经有过家族内性虐待的历史，自杀是她唯一坚持自己权利的方式。接下来要描述的星期一的治疗时段，是紧接着上周五额外增加的一次治疗之后的。这次增加的治疗时段是分析师提议的，因为他在之前一个时段的治疗中感觉到病人的痛苦程度在增加。在这次额外的治疗中，分析师指出，病人或许感觉到被强迫来治疗，但是病人不同意这一说法。

在星期一的治疗中，病人报告了在那次增加的治疗时段之后做的两个梦。他们随后利用这些梦，进入了对他们两个来说都是全新的领域。第一个梦发生在星期五的晚上，病人正在一个团体中进行治疗，这个团体使她想到她在现实中参加的一个性虐待治疗团体。这个团体使病人感到恼怒，因为这个团体通过强化她自己是受害者的观念，使她感觉更糟，而不是更好。第二个梦出现在来治疗的前一天，也就是星期日，这个梦包含着某种程度上可以说是诙谐幽默的材料，在梦里，分析师的不完美使他看上去更像是一个人，而且像正常人一样会犯错误，并不是一个可以完全掌控自己生活的人。在梦里，病人感觉到分析师不像她先前设想的那样，而更像是她过去的所作所为。第二天，病人一开始就没有躺在躺椅上，而是坐着，以非常不像她自己的方式说道，她感觉她已经有了自己的议程。实际上，在这次会面后来的部分，他们第一次谈及治疗终止的问题，并且以彼此都觉得现实且合理的方式来讨论。

他们是如何从一开始的悲伤那一点到达这一新的领域的呢？显然，答案在于分析师和病人的整个治疗历史以及他们之前的相遇时刻，并不仅限于目前的交流。然而，我们将把关注点聚焦于录音文字稿的逐行分析，而不是试图让分析师以回顾的方式来解释和澄清他的内在心理过程。我们将使用之前提到的概念来重点阐明改变过程的方方面面。改变过程发生在互动的局部层面，并且还产生了双元体所体验到的、可见的宏观层面的改变。

治疗过程中意图的共同创造

在这第一段节选中，我们将关注于治疗互动中的共同创造过程和模糊意图化。我们将使用在这个分析时段比较早的一个片段作为例子。在这部分，分析师和病人一直在讨论第一个梦，也就是关于恼人的团体治疗的梦。在星期六早晨，她想到给分析师打电话，她想说她对他的感受与在团体治疗中有所不同。然而，她决定等到下一次见面的时候再告诉他。在下面的摘选中，她描述了第二个梦（关于分析师的不完美，以及她感觉到自己更像他），这与她关于恼人的团体治疗时段的第一个梦形成了鲜明对比。正如你将要看到的，分析师并没有停留在与她谈论星期天晚上做的梦这个主题，而是引导她回到在做了关于团体治疗的梦之后，她想要给他打电话这件事情上。

录音文字稿第一段节选："我们想要谈论什么梦？为什么？"

（附录第 1 行至第 37 行）

病人：所以，有两个完全不同的……我昨天晚上做的梦，让我感觉到，

与你真正地连接起来，你知道这个梦使我感到——我不知道，我猜是与你靠
得更近了，你会告诉我你并不完美。

（她已经呈现了两个梦，对两个梦都做了一些讨论和分析，但是，在这个
时刻，她转而继续谈第二个梦。为什么呢？尽管对于她的选择可以有很多理
由［防御、时间快要到了，等等］。但是，这就是一个例子，说明在一个人想
要前进的方向方面，交流所呈现的不确定性，也就是我们所说的模糊意图化。
第一个梦中有更多需要了解的东西吗？我们不知道，因为她所谈论的，也就
是在第二个梦中与分析师靠近的感受，就是她所带给我们的方向。而且即便
在她所做的选择之内，她还引入了一些微小的不确定性［"——我不知道，我
猜……"］。这些不能明确呈现的东西，有可能是阻抗、不情愿、或者是关于
她正在说的内容的真正问题。不管怎样，这些在推断病人想要去向何方的时
候，增加了这种意向的模糊性，或者说不确定性。）

分析师：嗯哼。

（这也许"意味着"接着说下去，但是可以有许多不同的、可能的解释
方式：因为我试图和你在一起；因为我还没有足够地理解，我还要听到更多的
东西；因为我现在还没有什么可说的；因为我甚至还不知道你要导向哪里；因
为我需要更多的时间，可能另一个梦更重要些。这些意图中的任何一个，或
许所有这些意图，都可以运作下去，导致一种模糊的意向混合体。由于惯常
的做法，以及他们共同工作的历史，她抱有一个大致的想法。模糊性出现了，
但是还不算太泛、或者说暂时还不重要。）

病人：嗯。我也不确定这样会导向哪里。或者说，我的确知道导向哪里，
但我不确信我会往那个方向走。我现在开始感觉到我需要一些帮助。（在下一
句话他的确帮助了。）

分析师：实际上，星期六你想到要给我打电话，谈谈另外一个梦的，是吗？

（在这里，我们遭遇第一次惊奇，这就是松散性呈现出无法预测性的一个例子。治疗师行使着自己的主动权，将讨论转向了另一个梦。实际上，甚至都不是转向这个梦，而是转向在这个梦之后她想到要做些什么。为什么呢？他似乎从根本上改变了事情的发展方向。他在做这件事的瞬间知道为什么要这么做吗？"实际上"这个词跳出来，引起我们的注意。这既不是请求她澄清她真正做了什么，事实上，仅仅是想到要给他打电话，也不是声明他自己对她做的事情感到惊讶。这与他担心迫使她接受额外的一个小时治疗也不相干。不管怎样，他的意图有可能是多重的，而且还没有最终形成。这样做的结果很好，但是，不意味着他在那个时刻知道他在做什么。分析师的转向和放弃了第二个梦[星期天晚上做的]，是令人惊讶的，因为第二个梦似乎包含了更为强烈的移情材料。）

病人：对呀！

（通过只澄清一个不明确的地方，她修通了一些模糊之处。是的，她的确想到要给他打电话。）

分析师：本来或许是，唔，你当时想到那一点的理由，那种非常真实的连接，又是什么呢？

（在这里他正努力寻找他的方向。他提出四个不完整的短语，很快又放弃了，以此发现并表达他的意图，这就是在他的思考中呈现出冗余性的例子。用这种方式，他终于达到了，或者还不如说回到了，一个完全不同的方向，这就是"真实的连接"这个词组，这是她在首次描述第二个梦的时候所使用的词语。他对这个词组重新情景化。我们可以理解为，他开始在两个梦之间建立起微小的、尝试性的连接，或者说，他或许在谈论两个梦连接起来的现实。这一意图仍然维持着模糊的状态。但是，"真实的连接"这个词语正在开始成为一个共同创造出来的、变得充实起来的概念，随后这一概念帮助组织了这个治疗时段。这一概念的充实是松散性与找到一个共同方向以及相互理解中的相会点这一尝试的共同产物。）

病人：你指的是什么，打电话吗？

分析师：是的，打电话。

（他们彼此交换着这些尝试，以减少不确定性，并且找出／创造出模糊性更小的意图。在这里，我们也看到冗余和各种变化方式，以此锁定已经明确的内容。）

病人：哦，因为我在星期五见过你，这样就感到就像是有一丝意识曾经进入了那个梦。

（她也模糊地感受到，在两个梦之间存在着一些关联。他们两个人的模模糊糊的意图开始汇聚起来。就讨论哪一个梦、以及在两个梦之间的转换而言，这些意图之间的松散关系，使得两个梦之间的关联作为一个主题浮现出来。然而，这既不是分析师、也不是病人的最初意图，而是从他们想要澄清一些不确定性的协作性尝试中浮现出来的。）

分析师：是啊。

病人：我觉得似乎有点困惑——我不知道怎么准确地说。这好像是一种倒退，或是什么的。梦到团体治疗师，而且感觉到那种压力。

　　（她不连贯地回到另一个梦，就是第一个梦。这里有一种不连贯的来来回回，这又是冗余的一个例子。在这种语境中，"压力"的感觉浮现出来。它作为一种新的令人感兴趣的要素而出现，尽管仍旧模糊不清，但是有了明显的标记。）

　　分析师：嗯。

　　病人：是不是我还没有完全得到——我的意思是，我想——

　　（在这里，她跌跌撞撞地前行。）

　　分析师：压力就在那儿，是吗？现在我们谈到了逼迫这个话题，就是被强迫做事情。而在这个梦里，你的确在被施加压力要多说些什么。而我猜想，我怀疑这是如何，嗯，与我们在星期五增加了一次治疗这一事实联系起来的。

　　（他打断了她的话。他是不是也感觉到了一种压力，但是却有着不同的、到目前为止尚不清晰的意向性呢？当他从压力的想法转向迫使时，呈现了即兴创作。他们现在不得不修通这些模糊的意图，这些意图将要组成并澄清其观点。额外的治疗时段可能产生压迫感的想法显然是在他的心里，对他的压力感受发生着作用，但不一定对病人的压力感受起作用。他正在测试，看看在这里是否存在着意图之间的吻合性。）

　　病人：——这似乎对我来说——这个梦更加联系到我的一个想法，就是感到不得不去揣摩、去迎合对的东西。

　　（说她去迎合他的关于迫使的想法并不准确。分析师有一部分对了，有一部分错了。对于病人来说，与额外的治疗时段之间的关联没那么重要，也没有被提出来。在这个时刻更重要的是，她在澄清压力意味着什么，也就是说

"去迎合对的东西"。从她这一方面来说，这种至关重要的准确性的浮现，是由于分析师的误解而促成的，是来自松散性的另一个收获。请再次注意移动到更广泛的、更清晰的位置所必需的不断重复的变化形式。）

　　分析师：嗯哼。

（由于被推回了她的道路，他正在观察和鼓励这种未曾预料的展现。）

　　病人：而不是联系到被迫使到这里来的感觉……不知怎么，那个与某种想要建立连接的东西有些不同，与……

　　［她正在使这种准确性更为精确，正在跌跌撞撞地前行。松散性的程度似乎在瞬间再次增加。她独自一个人（尽管这里还有另一个人），从这种松散性中，他们正在共同创造出一些崭新的东西，一些更为清晰的东西。］

　　分析师：是的，嗯哼。

（他正在催促她继续寻找她的方向，也是他们的方向。）

　　病人：与感到星期五是被迫使着到这里来的建立连接，我没有感觉到这一点，至少从意识层面。因为我所感觉到的与他们（团体）要求我的更相关——好像是我必须比我感觉到的病得更重——而我认为，那就是我频繁感到的、当我到这里来的时候，我的思维的一部分。我的心灵中有某个病态的部分，我不得不接触这个部分。

　　分析师：嗯哼。

他们逐渐从这种松散性中共同创造出了意图协调且共享方向的若干小岛。

还是在这个过程中，通过利用松散中的共同创造性，这些小岛汇聚起来，为共享内隐知晓提供了更大的空间。通过这种方式，他们从她的感受开始，跌跌撞撞地前行，直到她发现她不得不比她的现状表现得更为病态，这是从团体治疗的梦中浮现出来的感受。这是到达她更多主动性感受的中途小站，我们在第二天的治疗中非常清晰地看到这一点，也就是，她坐着开始了治疗。

现在我们来总结一下我们对于这一段交流的理解。在内隐的层面，病人已经清晰地表达了她认识到有必要宣称她的主动性。在星期六早上，她决定不给她的治疗师打电话。然后她带来两个梦——在一个梦中，她通过她的被性虐待的、病态的自我和另一个人产生连接；在另一个梦中，她通过她的有能力的、等同于治疗师的自我与另一个人产生连接。在与分析师接下来的对话中，他们从象征意义的角度讨论了这两个梦，以及病人对梦的联想。然而，同时在局部层面，他们也通过内隐的、时时刻刻的互动，对病人的主动性的发展进行了工作，我们称之为共同创造。（分析师对这一任务的贡献在于，给病人机会来澄清她自己的体验是什么，而不仅仅是接受他的方向，这展示了为病人的主动性搭建平台的技术）。在试图找到彼此契合点的这种松散的过程中，他们就共享的意向性方向和局部层面的意义展开了协商。尽管这或许被看作仅仅是促进了病人主动性的发展，但我们的观点是，这种促进是共同创造的一部分，带来了她对主动感的改变。

就是从这些活动中，更复杂的象征意义和意向性浮现出来。浮现出来的这些更为复杂的意义包括，病人通过积极的自我感与另一个人建立连接——"等同的"——与此同时意识到愤怒的、无助的自我体验——"我的病态的部分"——她仍在努力解决的部分。浮现出的意图包括她自己的"议程"的启动，以及宣称议程的那份自信。

在这个片段中运作的、局部层面的共同创造性和松散性，是如何导致改变的呢？在这里我们可以看到，并不是通过对病人的梦及联想的理解，使得象征意义的改变引导了方向，而是在内隐的、前前后后的移动中，每一个步骤都审视彼此能够对即将浮现的新的共同方向做出怎样的贡献和回应，才能共同创造出新的共享意义。随着病人和分析师彼此寻找对方的契合点，与此同时参照他们自己的议程，他们共同创造出一个共享的意图。这种新的、可能的共享意图在其浮现的过程中，重组了每一个之前的议程，并为之重新情景化（关于新经验对先前感知经验的重新情景化的相关资料，参见 Freeman，1995）。

然而，应当注意的是，达到一个共享方向的过程，远比仅仅将对方的模糊信息进行解码要复杂得多。人类心灵所具有的深层的关系性特质意味着，一种意图或者动机方向并不仅仅是一个人心灵中的内容传递到对方那么简单（Bruner，1990；Dilthey，1976；Husserl，1930/1989；Lakoff 和 Johnson，1980；D. N. Stern，1985；Vygotsky，1934/1962）。正相反，接下来的步骤中的共同意图或方向是共同创造出来的，是通过互动双方时时刻刻的协商而达成的。我们通常认为的、仅仅存在于一个人内心的东西，并不是完全内在和固定不变的，而是在与另一个人的互动中持续地被共同创造出来的。每一个参与者都在做出动作和推断意图，这些意图的浮现，影响着另一方的动作和意图的形成。每一个参与者对于意图的传递都是模糊的，随着交流会不断地改变和调整。这是互动双方基于彼此的反馈所感知到的、为交流寻找共同方向的可能性。关系性意图的表达不是一个简单的、单方的动作，而是互动本身的一种浮现属性。最后一点，每一个参与者的心灵的复杂性和主动性，都将不可避免地、无法预测地和即兴地被引入到所有共同方向的形式方式中。治疗互动的本质可以看作是这种意图或方向的共同协商和共同创造。

松散的过程、以及无法预测性和多变性

我们在上文已经提到了，共同创造性是一种无法预测的、即兴过程的结果，我们也提到，模糊意图性的过程有赖于多变性和冗余性。但我们并不是

想要暗示，发生在治疗中的所有事情都是无法预期的。我们想强调的是，两个主体之间的互动无可避免地在局部层面产生出无法预期的、令人惊奇的现象。

我们将根据互动中这些新要素的多重来源，再次研究这份临床材料。病人一直都在谈论第二个梦，在这个梦里，分析师似乎更像她。在这个片段中，有两处长时间的沉默，一段长 83 秒，一段 68 秒。值得注意的是，与我们目前的关注点相关的每一段沉默的结果都是不可预测的、可变的。没有人知道沉默将持续多长时间、由谁来结束、以及会发生什么。

录音文字稿第二段节选："我们如何知道我们要去向何方？"

（附录第 112 行至第 136 行）

病人：在梦里，这使我感到更强大。

分析师：是呀！

（他赞同她的想法）。

病人：这使我感到更加……和你是同等的……（大约 83 秒）

分析师：这是否就是这些天发生的事情？……

（在长时间停顿之后，是不是有什么关于她是同等的想法，使他们两个人都再次停下来了呢？或者说分析师意识到，正是病人采取主动，才为长时间的停顿创造了条件，是不是这样呢？）

病人：唔……我想从某种程度上……我的感觉开始改变，关于……关于
那件事。我不会说……我不认为这是一个已经做完的事（轻声地笑）……
嗯……在星期六，当我想到给你打电话的时候，我在想的一件事情是……我
自己心里很确信，我可以给你打电话，我可以告诉你那个梦，这是没问题的。
也不知怎么地，这又使我觉得没必要这么做。

（她说的是，她现在认识到她是有主动性的，而且没必要去证明这一点。）

分析师：嗯哼……

（她转换的方式——关注于她星期六想打电话的想法——是分析师不可能
预测到的。）

病人：你知道我没必要去证明什么，所以……所以我就没打电话。

分析师：嗯哼。

病人：你知道，我跟自己确定，我知道我可以拿起电话，告诉你这件事，
而且这也很有趣，这就足够了，不过，我也可以（很短时间的轻声笑）在今
天告诉你。

分析师：嗯哼。

病人：而且我的意思是，我这样看待这件事是有些意思的，我的看法是，
可以给你打电话，这使我觉得我们更加平等。

分析师：嗯哼（与病人说的话同时）

病人：而不是不平等。

分析师：嗯哼……（68秒停顿）

病人：在梦里，嗯，昨天晚上做的那个梦，我感觉好像，嗯……我不知道……怎么说才准确……接纳（acceptance）这个词不断进入我的

（她用接纳这一新想法打破了沉默。尽管这个词与连接相关，而且扩展了连接，但它引入了变化。）

分析师：嗯哼（与病人说的话同时）

病人：……头脑里。就好像是，我感到被接纳……以我真实的面目，而且……

（在分析师用"嗯哼"表示赞同之后，在第二次出现的主动性中，她重复了接纳这个词，强调了她当下对于转向这个方向的兴趣。）

当病人引入"接纳"这一要素时，主体间领域的转变就发生了，这是无法作为沉默的结果而被预测到的。我们可以看到，在局部层面并没有连续的叙事结构，而且也没有办法知道，紧接着任何关系移动之后会发生什么。即便是最具洞见的治疗师，也不可能知道病人的下一句话会说什么。而且即使他知道大致的主题，他也不能预测该主题将会采取的准确形式。然而，他所说的话将创造出相应的语境，影响着接下来发生的事。在治疗过程中实际发生的事情的特征，无法通过关注于动力性潜意识的意义而得以揭示。

为了将这种不可预测性纳入我们的考虑范围，我们尝试认为，实际发生的事不是必须发生的。有可能发生很多事。如果在任何一点上，被这一时刻

任何一方的意图所引导，病人或分析师都可能做出不同的关系移动，都可能改变他们实际的互动涌流路线。治疗互动中的共同创造性和模糊意图性的呈现，意味着任何特定的关系移动都可能带来不同的前行。对于双元体来说，有很多同样令人信服和有效的路线，其中许多路径都可以到达大致同一个目的地。在生物学和发展心理学中，这种多样化和异质路径的等同性，被称作等效性原则（principle of equifinality）。

松散的过程是冗余的

尽管在治疗互动中，采取什么样的准确路径是不可预测的，但是，分析师和病人彼此传递着意义，共同发展出如何在一起的内隐知识，就共同的方向进行协商，感到彼此连接在一起。既然传递和推断意图是如此模糊、不可预测、而且多变，那么个体如何知道正在表达的意义是什么呢？我们认为，这种困惑的关键在于互动所固有的重复及冗余的特点。为了更有力地详述案情，治疗有必要花大量时间在重复、某个主题的变化形式、重述等方面，如此才能最适宜地推断意图，协作性的方向才会浮现出来。

我们已经注意到，形成意图的过程所固有的松散性既是可变的，也是冗余的。这个不断重复的过程成为一点一滴的交流和意义协商的特征。我们在第一段节选的最后部分再次看到这一点，他们在这个部分讨论将要谈论哪一个梦。在这一点上，病人正在谈论"她的心灵的某个病态的部分"，以及"感到有压力"讨论这个部分。

录音文字稿第三段节选："我们要用很多种不同的方式来做这件事。"

（附录第 32 行至第 64 行）

病人：与感到星期五是被迫使着到这里来的有关联，我没有感觉到这一点，至少从意识层面。因为我所感觉到的与他们（团体）要求我的更相关——好像是我必须比我感觉到的病得更重。——而我认为，那就是我频繁感到的、当我到这里来的时候，我的思维的一部分。我的心灵中有某个病态的部分，我不得不接触这个部分。

分析师：嗯哼。

病人：就是为了谈论对的事情。你知道，我的头脑中存在着某种病态的东西，我必须能够

（她在重复声明这种不得不谈论她的心灵的病态部分的感受。）

分析师：是的，这就是你有时在这里会感觉到的。

（他同意她将谈话的重点放在治疗的体验上。）

病人：是的。

（她说的是，是的，你抓到这一点了。）

分析师：所以这个梦也是关于来到这里将你头脑里的病态部分呈现出来的压力。

（通过交流压力对她意味着什么，她自己的内心得到强化和澄清。通过这种方式，这个病人帮助分析师抓住了这样的想法，即压力是讨论她病态的部分，而不是感到星期五被迫来治疗。分析师抓住了这一点就强化了她的感觉，即她的主动性能使她更好地被理解。）

病人：真正让我感到困惑的事情是，当我在那个团体中和团体治疗师在一起时，对我来说无法做到的事情是，确信我的经历从某种程度上……是与那个团体的其他成员相似的。

（她在呈现讨论"她心灵的病态部分"时的压力，但这次她说的是感到与其他组员不同，这些组员更倾向于关注自己是受害者这一点，而且似乎更加感到被受虐的经历摧毁。）

分析师：嗯。

病人：而且我就是没法感觉到……首先我没法理解，为什么所有人都希望我那样想。那样想对我有什么好处呢？

分析师：唔？

病人：我也不知道。我搞糊涂了。你知道，当我来见你的时候，我想要你告诉我的是，我比我认为的病得还要重，那我到这里来就是顺理成章的。

（现在她将他们的关注点导向最初会谈时，谈论"她的病态部分"的方式：为了能够产生连接，"我"必须是病态的。因此，她不得不夸大她的"病态"，这就是早些时候她的压力感的表现。她也间接地指出在早些时候的会谈中，分析师也曾经帮助她，将关注点放在自己个人经历的积极部分。）

分析师：嗯哼。

病人：那么，与那个团体和团体治疗师在一起的时候，噢，是啊，你真的病得很重呢。（轻声地笑）你的生活真的出现了这样可怕的、错误的事情。而我在想的是，不是真的那么糟！这就像是两个非常对立的体验。

　　（现在她把关注点又拉回到她在团体的体验，实际上又回到了第一个梦的主题，也就是感到有压力。）

　　分析师：嗯哼。

　　病人：……我认为对我来说，就我对自己的感知来说，还是有些问题。问题在于我到底想得病还是不想。我的意思是，我没办法，我还没有很好地想出来，怎么使那个创伤契合我对于自己的意象……而且就是因为这个，每次我来这里的时候，我都感到好像我不得不带着那个创伤来，让那个敞开的伤口成为最容易看到的东西。如果我真正感到与我现在生活的样子联系起来的话（也就是说，没有这样的敞开伤口的感觉），那我就不知道要跟你说什么，就没东西可谈了。你知道，你就要问我为什么要来这里。

　　（她不是很确定，但是越来越清晰的是，他们正在讨论的是，在多大程度上她"对自己的感知"仅仅包含了她的"病态"部分。在这段节选的一开始，他们两个就围绕着她感觉到有压力，要去关注于她的"病态"部分兜圈子，而且扩展了"她的病态部分"这个议题。她想知道：如果她不得病，他们还能连接在一起吗？几分钟之后，他们就转向更多地讨论第二个梦，以及她的"更强大"和"更加平等"的感觉。）在这个简短的交流中，他们如何就彼此的共享意图到底是什么而最终"达成一致"呢？这不是通过外显的方式来操作的。共同完成这个意图的关键在于病人和分析师陈述中的不断重复。这些重复的话语并不是多余的、似乎没必要的或者说令人厌烦的。他们之间重复的你来我往，对于他们如何创造出共享意图是至关重要的。这是一种相互的、步步为营的做法，是一个缓慢的、一步一步探索的过程，最终走向共同创造的共享意义和共享方向。

　　我们有几个理由来解释为什么关系移动的这种冗余是必要的。在每一个轮流的步骤中，形成关系移动的客观行为，仅仅部分地传递了移动者正在浮现的、对于共同方向的领悟。这些行为并不能以一一对应的方式来形成意图。这个形成过程是松散的。在这一段简短的描述中，我们也能看到可以用无数种不同的方式来传达同样的意图。

这种表达和接受的过程呈现出固有的可变性，因此我们还可以看到，意图通常都没有充分形成，常常只是试探性的表达。接受的那一方对于表达者正在浮现的意图的理解，也同样仅仅是部分理解，并且往往是犹犹豫豫的。因此，暗藏的问题以如下的形式在互动双方之间进行交流，"我想谈论 X，但是你愿意吗？考虑到我们在一起的方式，我们能讨论它吗？当我们开始共同操作的时候，意图会以怎样的形式出现呢？"这种对于关系意图的表达，需要的并非简单的"是"或"不是"。相反，随着两个人继续协商并形成意图，这种表达需要一系列来自对方的回应。接下来的每一个回应也不是直接的"是"或"不是"，因为这个回应也需要一个回应（"是的，我愿意，但是，你真的愿意吗，"或者"我不确信我了解到你想要的，"或者"这就是你心里想的事情吗？"）第一个表达者需要再次做出回应，如此重复下去。在他们重复的交流中，共享意图就会浮现出来。这种松散的、冗余的、以及共同创造出来的过程，为我们怎样更为特定地为双元系统如何产生关系意图建立模型，提供了一条道路。当分析师"理解"了病人所说的压力是什么意思的时候，病人也对自己有了更清晰的理解，并且接着说出她如何感受与分析师一起工作和在团体中工作的差异。分析中的这一变化催化了病人的改变。她有能力促进治疗师的理解，这一点强化了她对于自己交流能力的感受，自我感由此发生变化。

在一个关系意图中，表达和接受所固有的内在可变性通过冗余得以克服。这个一点一滴的进展过程，不仅澄清了互动双方彼此对对方正在浮现的意图的感受，也促进了每一个参与者自己的意图的产生和巩固。如果重复动作成功了，那么共同创造出来的共享意图或者互动方向就会浮现出来。尽管我们将个体视作最初的动作、组织和意向性方向的来源，但是，个体正在浮现出来的方向，不断得到关系情境（relational context）的选择、重组、重新情景化和重新导向。那么从功能方面来讲，关系单元（relational unit）就是"个体的"意图得以成型的熔炉，作为载体参与到与对方一起形成的共同方向中的一部分。看似矛盾的是，成为你自己的唯一方式，就是通过参与到与他人一起形成的共享的意向性方向中。

松散性、共同创造、以及过去所发挥的作用

尽管我们谈到意图的时候，认为这是共同创造出来的，但是，我们并不是有意暗指意图是从无到有产生出来的。从无到有的产生过程否认了过去，也否认了互动双方将过去带到关系的可能性中。过去对现在的影响可以通过以下几种方式来表达。例如，在早期的理论中，是通过表征或意义的透镜来看待过去的，这些表征或意义是在事件发生的当时形成的。在一套更为当代的观点中，过去被视作病人的叙事性建构（narrative construction），作为治疗的一种功效，可以得到改变（Schafer，1992）。同样，我们的观点认为，从过去衍生出来的组织，一方面影响着现在，另一方面也在持续被更新。然而，目前的概念化大多数都背离了叙事方法。叙事方法是在有意识的、反思性对话这个外显层面运作的，而且改变是通过治疗中的对话发生的。与之相对照的是，我们并不是通过外显叙事过程对过去重新概念化。相反，我们与目前的大脑功能模型（例如 Edelman，1992；Freeman，1995）保持一致，将内隐关系知晓视作随着每一次关系性相遇，以微小的方式自动地或者说内隐地更新，而不是通过外显的叙事性交流来运作。在治疗中，每当触及早先内化的模型的某些方面时，那些过去的组织都会被病人和治疗师互动的当下情境微妙地重组。依照我们的观点，在这种新的情境中，内隐关系知晓的许多微小改变的累积，也就是这些微妙变化着的组织，将会影响治疗情境之外的行为。在治疗中，局部层面发生的这种重新情景化和重组过程是微妙的，并且发生在微小的变动中，直到累积起来的时候，才能被清晰地看出来。

我们所描述的这种主要发生在时时刻刻层面的创造性过程，并没有削弱过去对当下互动的影响；相反，内隐关系知晓中所包含的源于过去的限制，塑造着"当下时刻"，这些限制是互动双方带到交流中的，即移情和反移情。正如前文提到的，这些知晓包括互动双方从个人历史中衍生出的期待，以及从他们相遇在一起的共同历史中衍生出的期待。因此，将变幻莫测的行为涌动创造性地解析为互动双方共同体认到的关系意图，这一过程就成为背景，通过互动双方创造出来的内隐关系知晓，期待部分地成为可能，这些知晓轮流从互动双方中抽取并利用他们各自的过去。

内隐关系知晓包括从内隐的层面知晓分析师和病人过去如何在一起、以及他们的短期和长期、内隐和外显的目标。以下例子通过文字材料，呈现出他们过去如何在一起（附录第 115 行至第 126 行）：

分析师：这是不是就是这些天发生的事情？……

病人：唔……我想从某种程度上……我的感觉开始改变，关于……关于那件事。我不会说……我不认为这是一个已经做完的事（轻声地笑）……嗯……

（在轻声地笑了之后，她继续前行）在星期六，当我想到给你打电话的时候，我在想的一件事情是……我自己心里很确信，我可以给你打电话，我可以告诉你那个梦（关于恼人的团体治疗），这是没问题的。也不知怎么地，这又使我觉得没必要这么做。

（尽管再次确信在治疗间隔内打电话是她感觉到不应该做的事情，而她也仅仅只做过一次这样的事。）

分析师：嗯哼……

病人：你知道我没必要去证明什么，所以……所以我就没打电话。

分析师：嗯哼。

病人：你知道，我对自己承认，我知道我可以拿起电话，告诉你这件事，而且这也很有趣，这就足够了，不过，我也可以（很短时间的轻声笑）在今天告诉你。

在治疗间隔打电话对于病人和分析师来说有着共同的意义，除却这一事实之外，病人轻声的笑也传递出共同分享的认识——例如，他们两个都经常使用幽默的方式，常常是这种温和的自嘲，用以缓解紧张。当她轻声笑的时候，他们两个都以内隐的方式知道，他能够理解她在试图缓解紧张。这种共享的觉察影响着分析性干预——是否要解释这种负面情感中的转向，或者是否要赞赏病人的自我调节，这样就有了目标，在这一个小时内继续探索具有挑战性的议题。另一个来自于他们过去的共享内隐知晓的例子，是分析师的"嗯哼"被他们双方理解为他在说"对，继续说下去——"的方式。

然而，即便我们将每一个个体都视作有着自己的过去，并且将一系列可能的关系方式带入新的交流，我们仍然认为双元情境主导着过去。按照我们的观点，在这一模型中，过去影响双元体互动的方式就是双方彼此移情和反移情所呈现出来的方式。正是双元体当下的互动，将来自过去的移情表征重新情景化。当下的双元方向将持续地从他们各自的过去中选择一些要素，从而在双元体中形成一个共同的方向。而这些要素将被快速地重组，使之形成双方互动过程中共同创造出来的新要素。治疗中的这种创造性要素常常比静态要素更为重要，后者在双方构建一个共同方向这一方面没有贡献。我们感觉到，重心存在于双方的互动过程，而不是各自的过去。与目前关于记忆的观点相似，我们感觉到，"当下时刻"将曾记住的内容重新情景化，但是，当记忆被当下的互动重新情景化时，这一记忆也会彻底改变（Edelman，1992；Freeman，1995）。

共同创造性需要一个识别过程

这种如此松散和可变的双元体系会导致产生一些显而易见的问题。它是如何充分地解决这些问题而继续前行的呢？关系性交流的形成点是什么？当病人和治疗师成功地加入到一个共享意图方向时，他们是如何感受的呢？在病人和分析师之间，某些关系性的主动行为会被选中，进行重复、追踪和阐明，而其他的则没有被选中，这是怎么回事呢？在这一方面，桑德对识别过程的研究成为我们的指南。他反复研究了在人类成长和发展中如何对意向性进行描述和解释，他认为生物和心理的组织会被导向越来越具有内在一致性的适应性组织（1997）。

借由识别过程这一术语，我们想表达的是，互动双方感受到了，在向着相互持有的目标移动的过程中，他们在对彼此的回应中共同产生了一种特殊的协调一致。桑德（1997）指出，这些时刻的本质特征是，在多种同时性层面中，存在着对另一个人的主观现实，或者说意图方向的特定识别。互动双方彼此通过对对方的主动行为给予一个特定的、契合的回应，从而对"在我们之间，现在正在发生着什么"有着类似的把握和认可［第 1 章和 BCPSG，1998a（Stern 等，1998）］。

桑德对于在自我觉察（self-awareness）层面的识别过程的观点，可以扩展到这种发生在内隐的、互不连接的层面的特定协调，但其中并未运用觉察或意识。例如，在桑德开展的经典研究中，对父亲与婴儿的影片进行了逐帧分析，婴儿在父亲的臂弯中睡着了，入睡的这一时刻就是在父亲的动作和婴儿的自组织睡眠过程之间出现特定协调的时刻（Sander，1997）。这种伴有特定协调的内隐识别,对于病人和分析师来说发挥着同样的作用。当意图的协调性被实现的时候,主体间共享的内在一致状态就浮现出来,并且存在着对共同方向的相互感知。识别过程就是对这种双元状态的共同领悟。

对于移动者主动行为的"协调性"的认识,最常见的是以对方的回应性移动来传达。这种移动如果成功的话,就会以先前的移动为基础,使对话进一步深化,服务于协作性目标。双方都能够感受到他们的动作对于与对方关系潜力的契合性,对于实现更为复杂、更为协作性的相处方式的潜在契合性。从这个意义上来说,识别过程就是心理发展和临床过程的导向性要素;因此我们感觉到正在沿着即兴的、关系性相会的道路前行。

根据接下来所发生的,最容易定义什么是充分的协调。它是方向的改变、内在一致性的转变、以及赋予活力吗?这一功能性的定义提出了一个问题,即知晓达到协调的固有和外在的标准是什么。充分协调的标准对于经历这类偶然事件而言是如此多变,具有相对性,以至于这成为一个不断移动的设定点。

在以下录音文字稿的两个例子中,我们可以看到双方识别协调。第一段发生在这周第一个治疗时段的结尾,病人谈到她在感受到接纳时的不安之后(录音文字稿第 136 行至 144 行)

病人:就好像是,我感到被接纳⋯⋯以我真实的面目,而且⋯⋯有些东西是关于这些感受的,就是伴随着的感受。那使我感到害怕,我开始感到害怕被伤害,当我注意到,我正在让自己的防卫松懈下来,或者什么的⋯⋯而且,你知道,对我来说感到困扰的事情之一是,我会带着被接纳的这种感受醒来,然后我一旦意识到这是个梦这一事实,我就开始感到害怕这样的感觉。就好像是,我真的不想与你一道感受到那些。

分析师：唔！……有些令人害怕的东西。

病人：是的。

分析师：是的。

当这两个人用"是的"和"是的"来回应彼此的时候，我们看到了对他们共享状态的相互体认。

另一个关于识别的例子，可以在本周第二个治疗时段的开始阶段看到。这次治疗不同寻常地开始了，病人想要坐起来，而不是躺在躺椅上。这是她第一次坐在躺椅上就开始讲话，并且看着分析师（录音文字稿第154行至165行）。

病人：今天我有点不想立刻躺下来。

分析师：哦，那可是一个改变哦！！你能说说正在发生的是什么吗？

病人：我不是非常确定，但是，我有点感到，好像我更多地意识到我想为自己要些什么。就好像我有了自己的议程。

这之后过一会儿，她躺下来，继续谈论这种与分析师在一起的新状态所带来的感觉。

病人：今天就好像在这里有更多的连接……因为就好像我正在把什么东西打开来给你看……是自觉自愿的方式。就好像，你知道，我在控制着我们要谈论什么，这不是我经常感觉到的方式。就好像我今天有了一个议程。

分析师：（挖苦地）其他日子就很难有议程了？

病人：是的！

这两个人随后彼此大笑起来。

在病人表达了她感到有了自己的议程这一新的状态后，两个人彼此大笑起来，这时他们表达了对主动行为所带来的共享协调性的相互感受。这种对于协调的共同识别，标志着新的共同意图的产生，或者有时候可以说，识别为这一时刻画上了一个感叹号！这种共同意图将互动重新情景化。当这种识别出现时，新的探索就可以展开。实际上，在这个治疗时段的稍后阶段，的确开始了新的探索，他们两个人第一次开始从现实的角度讨论终止治疗的问题。

局部层面的松散过程以及关于精神分析过程的其他观点

当然，可以从很多不同的视角来看待这里所呈现的临床材料。我们在这里审视这份材料的目的在于探究互动的局部层面，在这一层面，针对共享意图的协商过程成为我们关注的焦点。而重点在于叙事层面的理论，或许从这份材料中能够发现叙事的打开、或者是关于抱负的无意识幻想、或者是关于攻击性的冲突、或者是有助于自我感浮现的交流。他们可能会把重点放在治疗关系中这些持续发展的主题的移情意义上。他们可能会去理解分析过程中自由联想所揭示的攻击性带来的潜在恐惧的情感强度。随后他们会将洞见视作解决冲突和消除恐惧的机制。此外，对于病人 - 分析师互动中可能的意图方向的多种其他解读，分析师会将其整合起来，从而以可能的更多的方式来帮助病人。然而，我们也注意到，分析师对治疗过程的松散性保持开放的态度，以及通过对话与协商，加入到病人的方向中，这些对于共享方向的成功浮现，以及由此而来的成功分析都是不可或缺的。病人 - 分析师对话的局部层面，成为这种共同创造和识别过程的关键载体。

我们也可以从分析师的动作这一视角思考其他途径。分析师或许会选择给自由联想以优先权，不过早地对病人想给他打电话发表评论，从而打断自由联想。类似地，他或许会对长时间的停顿中病人防御性地离开自由联想这一点进行分析，例如，他可以询问刚才在她感受到静寂的时候发生了什么。或者他可能选择回到这个梦来分析移情议题，例如关于依恋渴望、性欲和攻击的冲突想法。再者，他也会可能选择进一步阐明她对于"病得非常厉害"的想法，以此进入与自我表征相关的强烈情感中。这个自我表征是性感的，也是具有攻击性的、坏的、和被毁掉的。最后，但也不是没有其他可能，他可能换一种方式进行工作，去探索移情反应，如关注团体治疗师以及那个治疗团体。所有以上这些方法都有可能为分析师的工作提供信息。然而，无论采用哪一种方法，每个分析师都在微观层面与病人进行着即时性互动，这一点是勿庸置疑的。而且每一种方法在局部层面都有着它潜在的含义。不论治疗持何种观点、也不论取向是什么，这都是不能被忽略的。这就改变了我们的临床敏感性。

总结和结论

本章研究了松散性。这是局部层面的双元体主体间对话的固有特性。我们认为，这是精神分析的动力系统模型中极为有趣和富有成果的方面。这也是共同创造过程的一个本质要素，导向更大程度的主体间内在一致性。我们并没有将松散性直接看作对话中的失误或意外，而是将其看作潜在地具有创造性的要素。这些要素有可能以未曾预料的、甚至是事先无法想象的方式改变双元体的前行方向。

分析过程中的新要素从何而来，使得分析成为令人惊奇的特殊旅程？人们可能会说，松散性针对双人互动心理学，而自由联想则针对个体心理学。

这两者都增添了无法预料的特殊细节。它们都创造了令人惊奇的发现，推动着双元体的发展，使之成为独一无二的过程。然而，二者还是有着重要差异的。自由联想被假定导向先在的意义网络，并且也来自于这一网络。而松散性并不是任何潜在组织的一部分，尽管它也受过去的影响。

松散性，正如自由联想、或其他无法预期的"突然出现的"（pop-up）事件一样，只有当其处于一个很好的治疗系统中、或者一个功能运作正常的双元体中，并且在这种环境中运作时，才具有潜在的创造性。没有方向的双元系统可能会使这些即兴要素转变为混乱。

我们利用了两个分析时段的录音文字稿，展示了关于松散性及其相关特征的几个例子。我们揭示了这些特征如何推进心理治疗的共同创造过程，以及这些特征如何在双元体中运作以产生精神分析中的改变。这一观点有助于产生基于动力学系统模型的精神分析关系理论。

对于前面的材料所提出问题的进一步评论

当这份材料最初出版的时候，在同一期杂志上还包括了三篇评论：（House 和 Portugues，2005；Litowitz，2005；Mayes，2005）我们答复了这些评论，现在我们把我们的回应转载如下。

我们感谢三方评论者针对我们论文中所采取的、某种程度上新颖却而不那么为人熟知的方向给予颇有创见的思考。每一方作者都从不同的视角对我们强调分析师和病人之间的内隐过程这一观点背后的基本假设提出了许多观点，从而引发了进一步的对话。尽管我们试图对提出的所有观点进行深入的交流，但是，在这里我们呈现的终结性评论仅仅局限于那些我们认为对我们的理论框架最重要和最为关键的观点。

首先，我们想简要地澄清一下，我们并没有从本质上将松散性看作是导致改变的解释之外的"更多的东西"。相反，我们将松散性描述为（局部层面的）治疗性交流中不可回避的特征，以共同创造出协调一致的新途径。"松散性"包括了在互动中"突然出现的"自发的、即兴的、无法预期的人际事件，随后这些事件可以被捕捉用来催生相遇的主体间时刻，并且带来改变。豪斯和波图格斯（House 和 Portugues，2005）将松散性和模糊意图性转译为"两人交流的复杂性和困难性，"但是，我们发现，正是这种对于松散性和模糊意图性的概念化过程，使我们阐明这种"困难性"成为可能。

意义：符号、象征和内在意义（intrinsic meaning）

我们首先回应利托维茨（Litowitz，2005）从符号学（semiotics）角度对于精神分析成就的精彩描述，因为我们发现，在意义的社会起源方面我们的观点与她的观点非常一致。然而，在这些意义产生的过程方面，我们与她的观点有深刻的分歧，与豪斯和波图格斯的观点之间也存在着分歧。

我们发现，与利托维茨在描述交流过程方面有很多一致之处，也就是将此视作共同创造的过程，视作需要互动双方经常消除歧义，以及视作意义浮现的过程。我们也同意她在描述奎因（Quine，1960）和巴克汀（Bahktin，1981）的观点时所持的立场，即在言语的概括性意义背后，存在着"我们的语词所保存的过去的交流"。霍布森（Hobson，2002）曾经类似地指出，"每一个语词都有着潜藏的强烈的情感感受，"产生于其曾经根植的特定的关系性相会。利托维茨对罗默特韦特（Rommetveit）（1974）文献的引用，进一步揭示了我们对于交流的模糊性这一想法所持的相似的观点，即"可以预期的理解，它设定了对理解的预期，而常常最终是误解。"利托维茨进一步强调了这一点，同时也指出"每一个符号从本质上来说总是模糊的。"然而，利托维茨也在她的符号清单中涵盖了情感线索（affective cues），而这就是我们的观点产生深刻差异的起点。情感线索，以及意图线索（intention cues），都会流露出意义，但是，无论从这些术语的最通常意义来看，还是从心理发展研究的观点来看，都不能被准确地视作象征或符号。相反，从出生开始，情感线索就有着内在的、与生物学相连的意义，或者说效价（valence），或者说评估值（valuation）［用埃德尔曼的术语来说就是价值（value）］。

如果这些线索不是符号的话，那它又存在于何处呢？情感线索（以及意图线索）主要是由面部表情、姿态和姿势组成。我们以面部表情为例，某些表情可以被一个社会习俗化，因此成为符号，在其自身的表演行为（performance）之外还有所指（例如，当提到昨晚的晚饭时厌恶的面部表情）。但是，我们如何考虑是吃着某种恶心的东西时的厌恶表情呢？还是说它指的是别的东西，例如，指的是内在的厌恶感受，这是真实的，因为面部表情从生物学意义上来说，是内部感受的一部分。对于许多习俗化的面部表情来说，这一点甚至就是真实的，例如微笑这一面部表情。这可以是一种符号，但是这也是一种带有特异性的表演行为，使之超越了习俗符号。与其符号价值相比，正是这种表演行为的特异性，承载着情感的真实性。可以说，它指的就是它自身。

其他的学者（包括达尔文）指出，面部表情可以成为对种族内其他成员发出的信号（不要吃那些令某个成员感到恶心的东西）。但是，即便在这种情况下，符号的地位也是值得怀疑的，因为近来针对镜像神经元（mirror neurons）和其他形式的"他者为中心的互动"（other-centered participation）的研究认为，面部表情既不是信号，也不是参照工具，而是情感共鸣或传播的促动因素。所以我们只能认为，符号不是真实的情感线索，仅指它自身，而交流则发生在表演行为中。

婴儿从一开始就理解这类线索的基本效价（basic valence），所以他们不是随意而为的。这类线索既不是在生命的开端，也不是在后来的日子里，成为别的东西的指征或指代的。它们有着作为正面或负面交流的内在意义，这些交流发生在这些线索内部，也是这些线索之间的交流。这些交流线索形成精细的、面对面交流的情感基础，这也是人类所独具的早期交流的特征之一（参见 Hobson，2002；Jaffe，Beebe，Feldstein，Crown 和 Jasnow，2001；D. N. Stern，1985；Tomasello，1999）。我们正在谈论的、存在于母婴之间或者治疗师和病人之间的情感涌流，大多数是由有着内在意义的动作序列组成的。当然，这些都与真正的符号和象征混合在一起。

因此，很显然，婴儿的确是在运用象征之前就创造了意义，意义不必与象征联系。对母婴互动录像资料的观察，使得没有人会怀疑母亲的动作对婴儿来说是有某种意义的，而婴儿的回应反映了在他内部所产生的意义。我们将这种对关系（内隐关系知晓）的内隐（非象征性）理解视作我们提出的意义系统的根本，以及一种必要的基质，以便其后把更具一般性的符号和象征，印刻在已经获得的生活经验的内隐意义上。彼得·霍布森（Peter Hobson）（2002）在他的著作《思想的摇篮》（*The Cradle of Thought*）中展开了这一论证，并且以翔实的细节为此提供了广泛的证据。

总之，从生物学的观点来看，情感和意图的线索有着内在意义，这种意义既不是随意的，也不是模糊的。这种差异对于任何意义浮现（emergence of meaning）理论来说都是重要的。因此，那些不能区分情感线索和其他更为随意的符号系统的方法，都会导致混淆，而不是去澄清从心理发展和心理治疗的角度来看意义是如何被共同创造的。因此，我们与目前那些关于心灵和大脑功能的科学观点保持一致，将我们的观点进一步推进，即内隐关系知晓是一种与以语言为基础的外显知识不同的表征形式。内隐关系知晓并不随语言的获得而改变，当语言开始形成的时候，它也不会转变成语言。这是一个单独的、被表征的经验领域，在人的整个一生都会持续发展，正如外显的符号知识的发展一样。内隐关系知晓不仅仅局限于对关系动作的预期，还包含了与这些动作相关的感受和意图线索。内隐知晓的丰富性是最近几十年来婴儿观察和依恋关系研究的最重要发现之一。这些研究成果使我们清晰地看到，内隐关系知晓是一种将过去带到当下的工具。内隐关系知晓不能表达任何事情，除了过去（作为个人所经历的），而"当下时刻"包含了来自过去的一切，正是过去组织了这个人"现在"的回应。

分析师必须考虑这样的可能性，即心理动力学意义的最重要层面能够通过非象征化过程（nonsymbolizing process）被承载、表现和表达。这一论断产生的混淆或许来自于这样的信念，即意义只能通过象征化来产生。迈克尔·巴史克（Michael Basch）将意义定义为"动作的气质性效应"（1975）。这既适用于外显意义，也适用于内隐意义，但是对于意义的内隐形式而言，这是尤其恰当的描述。通过关系方式植入的意义，在生活中是通过快速的情感传递进行交流的。这些意义从最根本的层面上组织出一个人的方向，它们对于精神分析来说是核心的。因此，我们质疑这一论断，即"每一个人类成员都是通过符号系统的沟通来寻找意义的，这种符号系统是与其他人类成员共享的。"（Litowitz, 2005，第752页）尽管毫无疑问的是，符号系统很重要，但是，它们仅仅是更为包罗万象的主体间系统的一部分。这个系统开始于彼此之间朝向世界的情感和意图方向的共享，而这种方向的共享是人际交流和意义产生的核心。我们相信，这正是精神分析思想中的一个根本性错误，即将意义（和沟通）根植于符号。语言和思维的抽象形式建构在意义形成和表达的更早期方式上，但是，这些早期模式并不是象征性的，它们也没有被象征所取代。许多研究都证明，复杂规则的学习和情感效价的学习都发生在获得外显的、陈述性记忆能力之前。在此引用莱维奇（Lewicki）、希尔（Hill）和奇热夫斯卡（Czyzewska）的综述，"非意识的信息获取过程不仅仅更快，而且从结构上来说更为复杂，因为它们能有效地处理多维度的互动关系……对刺激的解码和解释，以及触发情感反应……是必不可少的知识"（1992，第796页）（Knowlton，Ramus，和 Squire，1992；Lewicki 等，1992；Tranel 和 Damasio，1993）。

尽管婴儿先天就从生物学方面准备好去发展这种使用象征的能力，但是，大量的认知和神经科学文献支持如下的观点，即婴儿做出的这种一般性预期，以及从与不同类型客体的重复体验中浮现出来的一般性感知原型，并不等同于他们最终形成的象征性表征。那么，我们就不能同意豪斯和波图格斯的观点，"最终被记住或期待的一大批不同组别的经验"是象征性的或者说是"原型象征性的"（proto-symbolic）。相反，它们依赖于不同的认知和感知能力，而不是那些支持象征功能运作的能力［例如，参见 Sabbagh，2004，关于在表征他人的想法和感受时涉及的双神经区域（dual neural sites）］。实际上，象征功能的运作直到出生后第二年中期才开始形成。这并不意味着婴儿不在思考。思维和象征并不是同义的，也不是同构的。

心理动力学过程存在于何处？

在利托维茨问到动力性潜意识的概念如何纳入我们的内隐过程模型的时候，实际上她提出了一个关键性问题，她还进一步问道，"对于'动力性'潜意识来说，难道不需要某种防御概念吗？"尽管她同意这样的观点，即防御并不是必须与压抑联系在一起（她引用了一个例子，即在婴儿出生后第一年年末观察到的回避型依恋模式），这就像弗洛伊德提出的第一个模型那样，而且潜意识思维活动也不一定要与言语知识联系起来。但是，她没有把这一点引入我们的结论中（而豪斯和波图格斯似乎认为这是非常有问题的）：也就是说，冲突、防御和潜意识幻想存在于内隐领域，而不是被压抑的部分。豪斯和波图格斯没必要担心，我们的理论化过程企图消除动力性潜意识，并且"冒着废除个体的个人文化（personal culture）的风险"。我们只是将个人文化主要置于"语言和被压抑的内容"的框架内。我们试图使人们更为关注内隐领域，将之视为非意识的更宽泛的部分，以及具有重要临床意义的部分，并且强调，"心理动力学"的内容中有些部分之所以成为非意识的，并不是因为压抑的原因，而是因为它是以内隐的方式被组织起来的。

正如我们在先前的论文中阐明的（Lyons-Ruth，1999），围绕着依恋需求的、婴儿的防御性行为，就是我们的证据，我们可以看到防御的启动处于内隐的（非反思性、非象征性）情感过程中，这一过程可以先于符号系统的中介发挥作用。[也可以参见近期关于对话的早期形式与后来的解离过程（dissociative processes）之间的关系的研究证据：Lyons-Ruth，2003；Ogawa，Sroufe，Weinfeld，Carlson，和 Egeland，1997]。按照我们的观点，非冲突性的情感交流，以及可能成为这些交流一部分的、更为冲突的防御姿态，根植于与他人相处的生活经验的内隐形式或程序形式的表征之中。虽然随着发展的过程，言语交流越来越成为与他人互动的方式，但是，掌管着这些互动的"规则"却是通过生命早期的情感线索来调控的，并且很少被带到有意识的言语表述层面。相反，它们始终都是我们内隐关系知晓的一部分。这类互动的"规则"包括，预期情感连接的哪些形式可以在关系中开放地表达，而哪些形式只能以"防御的"方式来表达，也就是说，以扭曲或置换的形式。就像掌管语言运用的句法一样，我们在生命非常早期的阶段，就开始获得和使用这些规则，将其作为我们的程序性知识的一部分，这远远早于我们能够对这些规则到底是什么这一问题产生有意识的言语描述。

什么是深刻的，什么是表面的（surface）？

　　这几份评论可以清晰地呈现出我们与利托维茨的观点以及与豪斯和波图格斯的观点的最深刻差异。我们之间的差异围绕着以下这个议题，即什么应当被视作"意义"的深刻（deep）层面和表浅（superficial）层面。按照我们的观点，先前的精神分析著作从概念上颠倒了什么应当被视作意义的更为深刻的层面和更为表浅的层面。意义的最深层面，也就是意义的所有后来的形式都从中浮现的源头性层面，也就是围绕心理发展的核心需求、在生活中与他人情感卷入的层面，因为这些卷入是以记忆的内隐形式或程序形式得以表征的。利托维茨试图将对于带有丰富情感的生活经验的结构的观察，等同于早期以行为为导向的科学时代的还原论方法学。她以及豪斯和波图格斯都感觉到，我们探究的不是"深层的"材料。举个例子来说，利托维茨将"局部的"——也就是时时刻刻的——与"表浅的"合而为一，声称我们在谈论的是"局部的表面"。隔了几个句子，她谈到我们"停留在现象的表面"。然而，我们所说的核心意思恰恰是，关于什么是"深刻的"或者说"深层的"、以及什么是"表浅的"的传统观点应当倒转过来。我们提出的观点是，冲突、防御以及潜意识幻想产生于生活互动的内隐知晓。我们考虑局部层面，为把握心理动力提供内隐形式的原材料，或者说基础，随后分析师对这些动力以内隐的方式进行回应，并以解释的方式进行呈现。正是在这一点上，过去被带入当下。冲突、防御等等的概念，是互动中冲突和防御的生活经验的抽象概念，是用语言来解释的，而这一切最初是在内隐层面被解码的。正是从这个意义上来说，这些抽象概念是次要的。导致这种误解的理由之一是，在分析中，人们无数次地谈论这些议题，以至于忽略了这一事实，即这种外显版本最初来自于内隐经验。

　　尽管在先前的精神分析理论中，关系性交流一直被视作意义的"表浅"层面，但正是这种层面解释了人类经验最深刻的方方面面，包括其中的冲突、防御和情感性阻抗这些要素。因此，这一层面不能再被视作"表浅的"，或者说肤浅的了。

语言：旧的和新的

我们对于动力性系统理论的使用遭到梅斯（Mayes）的质疑，她无法确信其效用。她（2005，p. 749）指出，"重要的是要质疑这一点，呈现出自我排序（self-ordering）的复杂系统的观点，为他们的核心论点提供了什么，而这一论点既不是独特的，又无法在其他的、或许更容易理解的观点中找到。"按照我们的观点，动力性系统的视角至少提供了两样东西。首先，它提供了一个新的解释性框架，当我们深陷于治疗时，用来理解所发生事情的不可预测性，其次，它改变了我们对于乍看起来似乎是错误的东西的看法，并且对之加以利用，将之视作流动性（flux）的指征，以及双元体中正在形成的新的浮现属性。

梅斯还意欲把我们的描述退回到更为通常的语言，即"对病人的理解"（understanding the patient）。然而，转换成通常的语言，意味着我们回复到一种不能进行很多区分的语言当中，而我们感觉这种区分对于推进我们的理解是必要的。"理解"病人是一种笼统的描述，认为分析师的视角是占优势的。这不是一个针对复杂过程的双人概念，即作为治疗双方就治疗性相会展开协商而出现的过程。这种"理解"也常常被设想为，通过分析师说给病人听的话中的外显内容传递给病人的东西。我们寻找的是一种不同的语言，以便开始更为明确地在外显方式（通过利托维茨强调的符号性工具）的层面与更为内隐的层面之间进行区分。在内隐层面，病人体认到治疗师通过调节，达到她试图传达的意义的最重要层面。治疗师的调整可能没有任何符号性的内容，也不是外显的言语层面：这有可能是片刻的沉默、用来强调性质的语调升高、或者任何其他无数种形式的微妙的调节，例如哪些话题放着、不予以评论，或者接下来拾起哪个话题继续谈。

我们认为，"理解"是在这种内隐层面进行的，即如何感受治疗师的下一个关系移动是协调的还是不协调的。这种理解或者说协调性是通过互动双方之间微小的移动而不断调整的，正如我们在第4章和本章试图阐明的那样。因此，我们觉得转换成更为通常的语言，使我们缺少了我们所必须的、更为精致的描述性术语。我们需要一种新的语言，来展现和探索交流中的这些更复杂的要素。

正如我们在本章所说明的，治疗师的解释，即病人需要宣称她的主动权，或者说"为了能够有连接，人们必须是病态的"是一种事后的解释，是对他们之间互动中已经完成的事情的抽象总结。然而，由于这一新的主动性层面处于正在协商的过程中，对于当下将要浮现的模式来说，没有这样的事后总结可用。相反，病人和治疗师必须共同摸清互动的路径，等等看在他们的相会中会浮现出怎样的组织。我们正是将利托维茨提到的、我们在治疗工作中的"最终目标（例如，为着什么目的）"放在这样一个首要的层面，也就是在时时刻刻的治疗性互动中协商出新道路的层面。使治疗工作的方向适应抽象的言语总结，与在时时刻刻的治疗性互动中完成新的方向相比，总是次生的和次要的。

科学的核心挑战之一，始终都是找出现象的描述层面，从而引导出基础过程的生成性洞见。我们感到，观察两人治疗性交流中意义和联结的时时刻刻沟通，就是这样一种探寻的、丰富而具有生成性的层面。

附录：治疗录音文字稿

第一天：星期一

病人：所以，有两个完全不同的……我昨天晚上做的梦，让我感觉到，与你真正地连接起来，你知道这个梦使我感到……我不知道，我猜是靠你更近了，你会告诉我你并不完美。

分析师：嗯哼。

病人：嗯。我也不确定……

分析师：实际上，星期六你想到要给我打电话，谈谈另外一个梦的，是吗？

病人：对呀！

分析师：本来或许是，唔，你当时想到那一点的理由，那种非常真实的连接，又是什么呢？

病人：……你指的是什么，打电话吗？

分析师：是的，打电话。

病人：哦，因为我在星期五见过你，这样就感到就像是有一丝意识进入了那个梦。

分析师：是啊。

病人：我觉得似乎有点困惑……我不知道怎么准确地说。这好像是一种倒退，或是什么的。要梦到团体治疗师，而且感觉到那种压力。

分析师：嗯。

病人：是不是我还没有完全得到……我的意思是，我想。

分析师：压力就在那儿，是吗？现在我们谈到了迫使这个话题，就是被强迫做事情。而在这个梦里，你的确在被施加压力要多说些什么。而我猜想，我怀疑这是如何，嗯，与我们在星期五增加了一次治疗这一事实联系起来的。

病人：……这似乎对我来说……这个梦更加联系到我的这一想法，就是感到不得不去揣摩、去迎合对的东西。

分析师：嗯哼。

病人：而不是联系到被迫使到这里来的感觉……不知怎么，那个与某种想要建立连接的东西有些不同，与

分析师：是的，嗯哼（与病人说的话同时）

病人：与感到星期五是被迫使着到这里来的建立连接，我没有感觉到这一点，至少从意识层面。因为我所感觉到的与他们（团体）对我的要求更相关……好像是我必须比我感觉到的病得更重。

……而我认为，那就是我频繁感到的、当我到这里来的时候，我的思维的一部分。我的心灵中有某个病态的部分，我不得不接触这个部分。

分析师：嗯哼。

病人：就是为了谈论对的事情。你知道，我的头脑中存在着某种病态的东西，我必须能够。

分析师：是的，这就是你有时在这里会感觉到的。

病人：是的。

分析师：所以这个梦也是关于来到这里将你头脑里的病态部分呈现出来的压力。

病人：真正让我感到困惑的事情是，当我在那个团体中和团体治疗师在一起时，对我来说无法做到的事情是，确信我的经历从某种程度上……是与那个团体的其他成员相似的。

分析师：嗯。

病人：而且我就是没法感觉到……首先我没法理解，为什么所有人都希望我那样想。那样想对我有什么好处呢？

分析师：唔。

病人：我也不知道。我搞糊涂了。你知道，当我来见你的时候，我想要你告诉我的是，我比我认为的自己的情况病得还要重，那我到这里来就是顺理成章的。

分析师：嗯哼。

病人：那么，与那个团体和团体治疗师在一起的时候，噢，是啊，你真的病得很重呢。（轻声地笑）你的生活真的出现了这样可怕的、错误的事情。而我在想的是，不是真的那么糟！这就像是两个非常对立的体验。

分析师：嗯哼。

病人：……我认为对我来说，就我对自己的感知来说，还是有些问题。问题在于我到底想得病还是不想。我的意思是，我没办法，我还没有很好地想出来，怎么使那个创伤契合我对于自己的意象……而且就是因为这个，每次我来这里的时候，我都感到好像我不得不带着那个创伤来，让那个敞开的伤口成为最容易看到的事情。如果我真正感到与我现在的生活的样子联系起来的话（也就是说，没有这样的敞开伤口的感觉），那我就不知道要跟你说什么，就没东西可谈了。你知道，你就要问我，那为什么要来这里……

分析师：唔……如果你不是带着这种敞开的伤口来的话呢？

病人：唔嗯。是的，如果我没有把我自己呈现出适当的受损害的样子，那么我就不能得到——被认真对待，或是什么。就好像我没扮演适当的角色……

分析师：而这就是出现在你星期五晚上的梦里的事，你感到我在某种程度上就是试图使你进入这种受损害的角色的人。这也像第二个梦里，而问题就是你到底受到多少损害。一方面，你感到有压力要呈现出更为受损害的样子，而另一方面，你又被告知你没那么差，好像是这样。

病人：是的，我就是这个意思。

分析师：那就是问题，你不能确定自己有多糟。

病人：嗯，我在昨天晚上的梦里的感觉是，我被允许看到你的孩子们和你妻子的原因是，我还算可以。

分析师：嗯哼。

病人：就是说从某种程度上来说还行，你试图让我相信……我猜我和其他所有人差不多［也就是说，是正常的］。

（此处删掉部分文字稿。）

病人：我出门去参加书展的时候，找到的一本书是——我的意思是，我是专为某件特别的事去那儿的，我很快就办完事了，那么然后我就犯了一个错，我就开始闲逛起来。我找到这本书完全是偶然，书的名字叫做，嗯，《如何在不崩溃的情况下成为碎片》(*Going To Pieces Without Falling Apart*)。

分析师：唔。

病人：嗯。这是一位纽约的精神病学家写的书，他也是一位佛教徒。我刚才在等你的时候，随便翻了翻。他引用了弗洛伊德的追随者，叫做桑多尔·费伦茨 (Sandor Ferenz)，或者，不管叫什么名字吧。

分析师：唔哼。

病人：费伦茨说并非自由联想 (free association) 本身是治愈的方法。而是如果你能够自由地联想 (free associate)，你就被治愈了。（轻声地笑）

分析师：唔哼。

病人：我当时想，你知道这真的让我震惊，因为与我和你一直谈论的东西很相关。

分析师：哦，嗯哼，你和我怎么特别了呢？

病人：嗯，你知道，我的问题似乎是，我距离能够控制我意识到的思考内容还远着呢。

分析师：唔哼。

（此处删掉部分文字稿。）

然后在这次治疗时段的稍后，关于第一个梦的议题又重新回到讨论中。

病人：这［与团体治疗师谈话］使我感到太脆弱了，这使我感到有什么东西，是我没法承担没法感受的……嗯，你知道，我宁可……我宁可关注于……我也不知道，就是我感到强大的那部分，而不是接触我那部分，感到好像就要痛到死的感觉［指的是在她的家庭性虐待中发生的一些性游戏］……这就使我想到，我可能再也不能，我没法忍受和她或者像她这样的人，一起进行治疗，因为那真的要使我崩溃了，就好像，我要以我再也不能重建自己的方式成为一盘散沙了。我也要，好像我自己一点自信都没有了，这与我和你的关系一直以来的方式完全是相反的。你和我都知道，我有一部分是强大的……我不知道这一部分到什么地方去了，不过。

分析师：哦，在这个地方，我，我的意思是，我猜我正在想，你在第二个梦里感觉到这一点了吗？你是不是，你和我相比有多强大？你告诉过我，我把这些孩子们养大是多么强大，但是……我和你说的，你知道的。

病人：在梦里，这使我感到更强大。

分析师：是呀！

病人：这使我感到更加……和你是平等的……（大约 83 秒）

分析师：这是否就是这些天发生的事情？……

病人：唔……我想从某种程度上……我的感觉开始改变，关于……关于那件事。我不会说……我不认为这是一个已经做完的事（轻声地笑）……嗯……在星期六，当我想到给你打电话的时候，我在想的一件事情是……我自己心里很确信，我可以给你打电话，我可以告诉你那个梦，这是没问题的。也不知怎么地，这使我觉得没必要这么做。

分析师：嗯哼……

病人：你知道我没必要去证明什么，所以……所以我就没打电话。

分析师：嗯哼。

病人：你知道，我对自己承认，我知道我可以拿起电话，告诉你这件事，而且这也很有趣，这就足够了，不过，我也可以（很短时间的轻声笑）在今天告诉你。

分析师：嗯哼。

病人：而且我的意思是，我这样看待这件事是有些意思的，我的看法是，

可以给你打电话，这使我觉得我们更加平等，

分析师：嗯哼（与病人说的话同时）

病人：而不是不平等。

分析师：嗯哼……（68秒）

病人：在梦里，嗯，昨天晚上做的那个梦，我感觉好像，嗯……我不知道……怎么说才准确……接纳这个词不断进入我的——

分析师：嗯哼（与病人说的话同时）

病人：……头脑里。就好像是，我感到被接纳……以我真实的面目，而且……有些东西是关于这些感受的，就是伴随着的感受。那些使我感到害怕，我开始感到害怕被伤害，当我注意到，我正在让自己的防卫松懈下来，或者什么的……而且，你知道，对我来说感到困扰的事情之一是，我会带着被接纳的这种感受醒来，然后一旦我意识到这是一个梦这一事实，我就开始害怕这种感觉。就好像是，我真的不想与你一起感受到那些。

分析师：唔！……有些令人害怕的东西。

病人：是的。

分析师：是的。

病人：我不知道，这是不是因为我知道，我不得不告诉你这个梦（轻声地笑），而我，你知道，担心我告诉你这些的时候你的反应，或者说，我害怕会

使关系，感受起就像现实中那样，或者，也许这就是一回事。我也不知道……

（这次治疗时段的最后，病人和分析师更深入地探索病人对感到"被接纳"害怕些什么。）

第二天：星期二

接下来的一天不同寻常地开始了，因为病人想坐起来，而不是躺在躺椅上。这个治疗时段的录音文字稿如下：

病人：今天我有点不想立刻躺下来。

分析师：哦，那可是一个改变哦！！你能说说正在发生的是什么吗？

病人：我不是非常确定，但是，我有点感到，好像我更多地意识到我想为自己要些什么。就好像我有了自己的议程。

（这之后过一会儿，她躺下来，继续谈论这种与分析师在一起的新状态所带来的感觉。）

病人：今天就好像在这里有更多的连接……因为就好像我正在把什么东西打开来给你看……是自觉自愿的方式。就好像，你知道，我在控制着我们将谈论什么，这不是我经常感觉到的方式。就好像我今天有了一个议程。

分析师：（挖苦地）其他日子就很难有议程了？

病人：是的！

这两个人随后彼此大笑起来。

第 6 章

心理动力学意义的基本层面：
与冲突、防御和动力性潜意识相关的内隐过程[①]

① 最初发表在《国际精神分析杂志》，88，1-16。经由布莱克韦尔出版社许可转载。

引言

作为第 5 章的一部分，我们提到几篇评论文章，其中所呈现的对于意义存在于何处的论辩，源自精神分析领域内部深刻的分歧。关于意义从何而来的问题，从一开始就在我们的写作中被提出来。正是因为存在着关于意义来源的争议，使我们受到驱策从而更为详尽地阐述我们的观点，即情感评估（affective valuation）是意义的首要来源，这与符号功能是区别开来的。情感价值也与意向性有着固有的关联，因为情感就是意图方向或目标承载价值的那个部分。

对我们工作的另一个常见的评论是，我们忽略了意义的心理动力学层面，而关注于互动层面。在此之前，互动层面被认为是表浅的。本章我们要澄清的是，我们并没有忽略意义的心理动力学层面；相反，我们是在对其重新定位。在下文中，我们将阐明的观点是，心理动力的意义，包括精神分析中的冲突和防御，产生于、并且存在于情感和意向性的内隐领域，而不是像传统理论阐述的那样，主要产生并存在于动力性潜意识中——在传统理论的概念化中，意义依赖于更高级别的表征过程及其压抑过程。

因此，我们要用关于冲突的、更为人际互动的观点，来取代冲突产生于三重人格结构之间这一观点。在我们的模型中，冲突的复杂模式产生于自我的意图方向和重要他人的意图方向之间。这些冲突在情感评价和意图方向的内隐层面得以表征，而不是在符号层面。

这些情感和意向性的动力学特征也可以被带到言语反思的层面，

以外显的方式对其进行工作，但这不是其起源。相反，它们起源于
内隐的领域。

精神分析正在日益努力解决精神分析情境中互动的、主体间性方面的问
题。几十年来，临床著作者们从许多不同的角度描述了病人 - 治疗师的治疗
情境中主体间性的方方面面。关系学派的分析师（例如 Aron，1991；Beebe
和 Lachmann，2002；Benjamin，1988，1995b，2004；Ehrenberg，1992；
Knoblauch，2000；Mitchell，1998）近来始终处于这些研究进展的前沿。其中，
有些人把发展心理学的取向带入其视角中。那些分析师（他们的导师是极具
才华的沙利文、以及后来的米歇尔）已经理解了互动在心灵内部创建中的重
要作用，其他学者如莱尼克（Renik）也是如此。然而，将这种临床思考根植
于心理发展的、更为包容的基础理论尚未出现。

从前对分析理论的建构中，涉及行动和交流的关系性互动一直被认为是
意义的"表面"层面。然而，内隐关系知晓的层面破译了人类经验最深刻的
部分，其中包括冲突、防御、以及情感性阻抗等要素，这一层面再也不能被
认为是"表面"或表浅的了。从前对心灵的观点是倒置的，导致了抽象凌驾
于互动之上，象征 / 符号化凌驾于情感性 / 互动性之上。这种观点对于精神分
析的概念化和实践方式产生的影响再怎么夸大也不为过。

在这里我们将要描述，我们如何将冲突和防御——这些都是以情感为基
础的——看作是在早期的动作和互动的局部层面得以构建并显示出来的。随
着我们越来越趋近治疗互动过程的细节，并且广泛吸取目前心理发展研究的
大量成果，我们提出了关于精神分析过程的异见。正如在我们的诠释中所描
绘的，这一"深刻"层面实际上产生于时时刻刻互动的所谓"表面"层面。
在这种框架内，我们断言，局部层面，也就是内隐关系知晓得以展现的层面，
就是精神生活（psychic life）的基本层面，是心理动力性事件，包括情感、冲

突和防御的重要载体。

内隐关系知晓作为表征的形式

到底什么组成了表征这一问题目前仍然没有得到解决。传统上，表征指的是以言语/象征或意象（imagistic）的形式存储的东西。这一概念似乎缺少了过程维度，而婴儿研究正在填补这一空白。婴儿研究的成果已经表明，有很多东西是以某种不涉及言语或形象的记忆形式进行存储或表征的。桑德（1985）表明，早在出生后八天，婴儿就已经存储（表征）了一个关于喂奶动作序列的格式塔，当母亲戴上滑雪面罩时，这一序列就被破坏掉，导致婴儿躁动不安以及喂奶的中断。这样的记忆可以被视作内隐关系知晓的前身，或者说早期形式。

因此，内隐关系知晓是一种表征形式。在使用知晓（knowing）这个词时，我们没有指象征过程。这是一个人的成长史、关于他如何与他人相处的被表征的感受。它所涉及的知识和表征并不是基于语言的，这样一来，对前语言期婴儿的研究就为目前的研究提供了一个不受限的场域。总之，内隐关系知晓是基于情感和动作，而不是基于言语和象征。它也是非意识的，但不是由于被压抑。相应地，它可以被带到意识层面，并且被言语化，但是通常这是相当困难的。进一步来说，以行动化上演的方式（enactively）存储下来的这些现象，其复杂性永远都无法与它的语言和叙事版本构建出充分的匹配，或许连适当的匹配都无法形成。最令人惊奇的是，我们要意识到，与基于语言的外显知识相比，内隐领域是极为丰富而精巧的，比语言包含了更多的微妙之处，展示出一个首要的关系性意义系统，我们接下来将详细阐述这一点。前语言期婴儿与他人互动所知晓的一切，都以意图的形式包含在其内隐关系知晓中。内隐关系知晓也形成了我们——作为成年人——基于社会交流所知晓的大多数东西，包括移情。

让我们对内隐过程进行两种完全不同的描绘，第一种来自于小说，第二种来自于心理发展的研究。我们节选一段科尔姆·托宾（Colm Toíbín）（2004）撰写的小说《大师》（*The Master*）作为例证："她知道他们周围的每个人都希望听到她在说什么，因此她时而提高音调，时而转为窃窃私语。她向一些人点点头，又向另一些人简要地说几句，但是从不为任何人停下脚步。相反，她穿过人群，来到他们的包厢。她以目光注视的方式明摆着告诉别人，没人能够自由地加入他们的行列。"托宾用他的言语来描述这位妇女的动作和表现，试图以此捕捉她是如何把自己置身于与他人的关系之中的。这就是内隐关系知晓的清晰例证，我们可以从她的动作、以及这些动作被他人"诠释"的方式看出来。她不需要说给其他人听，用言语来说出他们没有加入她谈话的自由这一点。她已经用体现在一个具体的人身上的、所有可能的表现性方式"说出"了这一点。值得注意的是，正是这一类"动作"引导精神分析师去解释她的冲突、防御和愿望。

这样的关系意义从生命伊始就已经植入人际互动中。例如，我们可以从一段家庭录像上看到，一位有点抑郁的年轻母亲和她18个月大的蹒跚学步的孩子之间的互动。她坐在一张长沙发上，她的儿子也在沙发上，站在距离她约半米远的地方，正在从自己的奶瓶里喝水。她僵硬地坐在沙发远端一角，凝视着空中，用一只手抽烟，另一只手搭在沙发靠背上，朝向她儿子的方向。她那蹒跚学步的孩子喝完了瓶子里的水，从沙发上站起来，在沙发上上上下下地跳了一两分钟。然后他略停了一下，就扑通跌落在他妈妈的大腿上。这个时刻，她没有移动她那僵硬的、伸向远方的手臂，她猛然把头转向他，咆哮着说，"我叫你不要在沙发上跳的！"

我们考虑她发出攻击的时机，她所表现出的厌恶与他站在沙发上或者在沙发上跳来跳去无关，而是与他想要与她建立游戏式的身体接触有关。在这个录像带的其他镜头中，我们看到，她的儿子走向她，把手伸向她的膝盖，只是为了突然把膝盖推开，然后再真正地接触她。他母亲对充满柔情的接触的厌恶，似乎使他抑制了他想要从妈妈那里寻求身体接触的主动性。随着这种模式日积月累不断重复，就会作为他的内隐关系知晓的一部分被保存下来，并很有可能歪曲了此后他与别人的互动。

人们可以清楚地从母亲身上看到，她想要切断与儿子之间某种形式的对话（例如，充满柔情的身体接触），她有着强烈的情感，然后婴儿就把这变成自己企图的一部分，也就是想要切断自己内心同样形式的话语。这与福纳吉（Fonagy）的观点非常不同，他认为，一个边缘性人格障碍的母亲所生的婴儿主动地抑制他对于父母情感回应的能力，因为在父母的恨的表征中，有着无法忍受的内容（Fonagy，1991）。另一种观点是，父母的恨是通过父母 - 婴儿交流中的特殊形式来表达的，例如当婴儿为舒适的需求而寻求接近的时候，父母就走开，或者重复地打断婴儿主动性的表达，并凌驾于这种表达之上。母亲的这些动作是内隐的，被婴儿以这些动作的过程的形式（而不是内容的形式）加以内化，从而成为对依恋倾向的憎恨，以及向他人寻求帮助的深层阻碍。

心理发展研究的结果已经表明，以内隐方式存储的体验并不是仅仅局限于感觉运动经验（sensorimotor experiences）的缺乏活力的事件，也并非仅限于认知研究文献中所讨论的程序性记忆这种不受个人情感影响的领域。相反，它们有可能涉及高度复杂的知识，涉及情感回应、期望和想法。内隐知识也不一定是更为原始的。当语言出现的时候，它并没有被取代，在后来的发展阶段中，也不一定转换成语言（见本书第 2 章；Lyons-Ruth，1999）。相反，随着年龄增长，内隐领域继续在广度和精细度方面扩展。内隐知识在解析人类行为方面，在所有的年龄段都比外显知识更为宽广，而不仅仅只是在婴儿期。甚至更为重要的是，在心理发展中，从本质上讲，意义的语言和象征形式就是根植于这种以内隐方式进行表征的关系体验（参见 Hobson，2002，有关于心理发展的详细描述）。认识到内隐关系知晓的范围、复杂性和情感维度是极为重要的，因为它改变了人们看待潜意识的方式，正如我们下文将要阐述的。

意图作为内隐层面关系意义的组织者

存在一个围绕着意图组织起来的经验的基本层面。从外部来看，它是由从意图对情感和行为的解读组成的。从生命诞生伊始，这种解读就一直在进行。存在着一种天生的精神倾向，将人类行为分解或集合为意图和动机（Carpenter，Akhtar，Tomasello，1998；Meltzoff，1995；Trevarthen，1979），这是从我们原始祖先那里继承下来的（Tomasello，Carpenter，Call，Behne，和 Moll，2005）。因此，意图形成了内隐意义的基本心理单元（psychic unit）。这是对以内隐形式把握的动机行为的表达。意图的概念并不暗指自我反思的想法。

意图单元（intention units）不仅仅包括想要发出动作的欲念和想法，也包括动作、动作的对象及目标。大脑成像的观察研究结果也与此相关，研究发现，大脑中存在着"意图侦测中心"（intention detection centers），对于一个主体来说，当他观察到另一个人的行为导致他推断出一个意图时，这个中心就被激活了（Ruby 和 Decety，2001）。此外，镜像神经系统的研究已经证明，一个人可以通过激活运动神经元来回应他在另一个人身上观察到的具有意图的动作，从而在神经元层面参与到另一个人的意向性状态中，而不需要模仿另一个人的动作（Decety 和 Chaminade，2003；Gallese，2001）。因此，这种从意图单元中感知人类行为的基本结构，属于非言语的、内隐的、局部的层面。

意图单元存在于内隐层面，意图单元的形成是一种先天的心理事实，这一论断得到了以下事实的支持，即可以在前语言期婴儿身上发现意图单元，而此时所有的体验都是内隐的。近期的心理发展研究结果揭示，即便对于前语言期的婴儿，在观看人类行为时的首要任务，也是抓住使他具有内在一致性和意图的动作。例如，一名前语言期婴儿观看实验者把一个物体扔进碗里，但是没有成功。一开始，还没有到达碗的上方，物体就落下来了。随后，物体越过了碗之后才落下来。这名婴儿从来没有看到过物体落在碗里。然后，研究人员把碗和物体交给婴儿，同时邀请他模仿他所看到的，他立刻就把物体直接扔进了碗里，而且似乎对自己很满意。婴儿领会了实验者的意图，即便他从来没有看到过意图被成功实现。他优先考虑推断出的意图，而不是看到的动作（Meltzoff，1995；Meltzoff 和 Gopnik，1993）。

还有一个实验也表明了，目标导向性（goal directedness）是如何区分优先次序的。一名婴儿观看一位实验者试图把球状物从类似哑铃的物体两端拉出来，但是没有成功。然后把这个物体交给婴儿，他立刻就把球状物拉了出来，而且似乎对他所完成的事情感觉良好。控制组实验采用了一个机器人，它像实验者一样试图把球状物从两端拉出来，也没有成功。然后把物体交给婴儿，他们并没有试图把球状物拉出来。这些婴儿已经以内隐的方式懂得机器人没有意图（Meltzoff，1995）。还有其他许多观察也都证实了这种一般来说意图优先于动作的状况（Gergely 和 Csibra，1997；Gergely，Nadsasdy，Csibra 和 Biro，1995；Rochat，1999）。这一动作必须看起来有意义，才能抓住婴儿的注意力。迪赛提（Decety）和沙米纳德（2003）表明，婴儿会模仿母亲照料洋娃娃上床睡觉，但是不会模仿她照料一辆玩具小汽车上床睡觉。

从主观的层面来理解，人们可以感觉到意图有着意图自身的推动力或倾向性，朝向被感觉到的目标、或将被发现的目标。这里存在着一种内隐的机制。随着意图实现其终极目标，呈现出伴随巨大张力的方向线，这种张力是由感觉和情感组成的。所有这一切都发生在带有时间性架构的一个时间段内，这种架构容纳着这一正在被呈现的结构。也就是说，这是具有时间动力性的（D. N. Stern，2004）。

总之，我们认为，将具有动机的人类行为解析成意图，是心灵/大脑的一个基本属性；这就产生了一种基本结构，即意图单元，以内隐的方式被捕捉，以非象征的方式被表征。因此，意图是感知和互动层面的基本的心理动力性单元，而其他精神结构正是从这里得以构建的。

意图的所有呈现形式，无论是动作还是语词，或是故事中的呈现，都是基于局部层面的意图；因此，意义的连续性在很大程度上是跨越内隐、外显和叙事性的层面得以明确的。对于精神分析研究者来说最感兴趣的意图就是那些形成并且调节着关系状态的意图。

关系"知晓"作为意义的内隐层面

思维不同于口头语言和象征。从前的理论产生混淆的主要来源在于，将思考与带有象征功能的意义的产生等同起来。分析师现在必须考虑这样的可能性，即心理动力性意义的最重要层面，是通过非象征化过程进行承载、行动化上演和表征的。围绕着这种论断产生的混淆或许源于这一信念，即意义只能通过象征化产生，一个不具备反思其动作的人（婴儿）无法做出有意义的动作。

然而，上面所举的、母亲对于婴儿的游戏性接触的回应这个例子说明，在象征化能力出现之前，婴儿已经能够创造意义。因此，我们断言，意义并非一定要与象征进行连接。通过观察母婴互动录像，没有人会怀疑，母亲的动作对婴儿来说意味着什么，而婴儿的回应也反映了在他内心产生的意义。这并不是说婴儿在反思其动作，而只是表明他在按照这些意义行动。关于这一点，在我们与成年人进行的临床工作中再熟悉不过了。实际上，我们同意霍布森（2002）的观点。我们认为，对关系的最初理解，对于我们的意义系统，对于我们所说的主体间性而言，都是最为根本的。

比认知意义（cognitive meanings）更为根本的，是情感性关系性植入的意义，是它们在组织一个人的方向，这些对于精神分析来说是核心的。很多精神分析师发现这一论断有问题——并非因为他们没有围绕关系性植入的意义来工作，而是因为"谈话疗法"的理论不是这样被概念化的。我们可以假定，语词的涌流和交流就是容纳治疗行动之处，也就是说，"使潜意识意识化"。与之相伴随的是一个潜在的假设，即意义存在于象征化和反思（reflection）中（例如，Litowitz，2005）。婴儿观察，以及随之而来的对意义内隐形式的澄清，指出了过去思维方式中的一些问题。有趣的是，这些研究也支持了关系学派精神分析的一些核心原则（Aron，1991；Benjamin，2004；Ehrenberg，1992；Fosshage，2005；Mitchell，1997；Stolorow，2005）。

考虑到这不是我们完全熟知的思维方式，我们需要进一步阐明防御、冲突和心理动力性潜意识是如何在以内隐方式表征的关系过程中进行充分传递和交流的。分析师正是从这一层面抽取出想法、感受和关系的一般模式，并试图把它们转译为言语，这个过程就是所谓的动力性过程。然而，这些过程最初是通过内隐的、局部层面的现象进行传递和领会的。一个多世纪以来，精神分析的观察者一直都在详细阐述经验的这种内隐层面。而错误在于，将在关系互动中所观察到的模式等同于表浅的东西，而把更深层面的定位留给了对这些模式的抽象的、概括化的、远离经验的言语转译。

心理动力性的冲突和防御产生、并存在于意义的内隐形式中

冲突和内隐的意义

我们必须将冲突和防御的概念引入对于意义的内隐形式这一概念的思考当中，使之具有心理动力学的含义。正如我们已阐述的，局部层面的即时性关系交流领域，才是冲突和防御的最初构建之处。

在婴儿的早期生活中，在关系性的环境中可以很容易观察到与心理动力

相关的事件。对 12 个月大婴儿的观察揭示，防御性姿态出现在行动化上演的
关系（enacted relationships）层面。当父母把他们的婴儿单独留在一间陌生的
房间，过了一会儿又回来时，婴儿表现出不同模式的、对父母的依恋行为，
其中有些可称之为"不安全型"。对父母是回避型依恋模式的婴儿，与父母再
度重逢时，不会像"安全型"依恋的婴儿那样注视母亲，或者与母亲打招呼。
相反，他们忽略母亲，其行为表现就好像她离开和回来都不重要一样。然而，
紧张的生理指数却并不支持这一表象（Spangler 和 Grossmann，1999）。

实际上，这种情境使他们处于冲突之中，并以防御的方式来行动。他们
已经以内隐的方式知道，寻求得到母亲的安慰很可能引发某种微妙的不舒适
感，或遭到冷遇。他们的妥协方式就是抑制依恋的姿态，例如在团聚时不与
母亲分享愉悦，或者不寻求与母亲的接触等等，这样看上去似乎是在忽略她。
有大量的研究结果支持这一推论，即他们已经能够"知晓"，如果他们不靠近
母亲寻求安慰，母亲的回应对他们来说也就不那么令人讨厌。这些一岁左右
的孩子已经实施了一种应对（防御性）策略，以最大限度地提高他们的安全感，
并抑制与母亲的接近程度。

这种回避型的策略完全是在内隐层面、或者说局部层面运作的，只需几
秒钟，由非常少的几步关系移动组成。然而，这种策略清晰地传递出心理动
力学的意义。当分析师试图寻找方法解决病人对亲密关系的回避、以及忽略
依恋关系的倾向时，这一点最终将成为分析师的临床焦点。

我们还可以在婴儿身上观察到更为严重的冲突形式，这些都伴随着紊乱
的依恋策略（disorganized attachement strategies）。在一个录像呈现的例子中，
我们看到一个 18 个月大的男孩。当他的妈妈离开实验室，把他留给一个实验
助理的时候，他站在门边，不理睬实验助理向他示好的姿态，大声地叫妈妈，
对着妈妈走出去的那扇关着的门又踢又打。当妈妈回来的时候，他还站在门
边。但是，当他刚一看见妈妈，他就开始左右扭动身体，然后向对面跑去，

远离他的妈妈。尽管他想要逃走，妈妈还是向他伸出手去，以不舒服的方式抓住他的膀子，把他抱起来，孩子与她的身体有相当远的距离。他推她的肩膀，大喊大叫地表达他的抗拒，做出反对的姿态。妈妈对他的大喊大叫报以勉强的、像面具一样的微笑，但是最终她依了孩子，把他放下来了。他从她的位置直往后退，一直退到房间最远的那面墙，没精打采地耷拉着脑袋和肩膀，好像很挫败的姿态。在这个学步期婴儿的反应中出现的显著变化，是充满戏剧性的，从长时间的拍打门，大声叫妈妈，转变为她一出现就远远地跑开。如果不引入冲突的概念，就很难解释这一行为。

这些案例都呈现出婴儿在生命第一年将结束时的对依恋的冲突行为，而这些都已得到大量重复实验的证明。例如，在对一位母亲和她 2 个月大的儿子的一次临床咨询中，母亲和婴儿在互动，婴儿躺在妈妈面前的一张婴儿椅上。他的妈妈非常主动，表情非常情绪化，对婴儿来说有点过于强烈。她的声音太大，语速太快，她在表情方面的转变太过突然。婴儿眼睛张大，身体紧张地看着妈妈，表情在愉悦和痛苦之间转换，并持续了一段时间。这个婴儿处于冲突之中。一方面，他想要加入她的妈妈，与她一起互动；另一方面，互动对于他来说太强烈，他处于逃离他母亲的边缘，正在进入一种痛苦的状态。D. N. 斯特恩（1971，1977）和毕比等（2000）也描述了在生命第一年的早期的冲突行为。

正如我们在上一篇论文（Lyons-Ruth，1999）中所阐明的，围绕着依恋需求的、婴儿的防御行为，就是我们的证据，从而将防御过程的起始定位于内隐的、非言语的互动中。由此我们可以说不仅非冲突性的情感交流，更为冲突性的防御姿态，也都是根植于与他人互动的生活经验中的，而并非主要归因于心灵内部的现象。

尽管在学步期，孩子生平第一次使用语词与他人产生关联。将语词植入已经具有意义的动作这一过程，并没有使这些动作的意义能够得到反思性地思考或者象征化的表征。3岁大的孩子能够使用"好"和"坏"的字眼，但是并不能有意识地（言语化地）去表达，他压制了自己向父亲伸出手寻求慰籍的冲动，因为他的父亲表现出身体的后退，以冷淡的语调传达出他不赞同寻求慰籍这个关系性动作。大多数的关系性行为都维持在潜意识和内隐的状态，尽管这个孩子所拥有的新词汇和理解能力有可能已被结合到这些内隐的关系过程中。

　　尽管我们在这里描述了内隐领域中冲突的最早期表现，但是，重要的是不要把内隐的与非言语的或者前语言的等同起来（Lyons-Ruth，1999）。内隐的东西可以通过言语的、或非言语的互动揭示出来。然而，意义的内隐方面并不在语词本身的内容中。可以说，内隐的意义（implicit meaning）存在于字里行间，正如前文引用的《大师》所清晰呈现的。同时也存在着以言语互动、或非言语互动，以内隐的方式传达的冲突。一方面，随着心理发展，言语交流越来越成为与他人互动的一部分，但是，互动背后的"规则"，或者说句法，是通过生命早期的情感和意图线索进行协商而形成的，几乎不会被提升到有意识的言语描述层面。相反，它们仍然是我们所说的内隐关系知晓的一部分。

　　这样的互动"规则"包括预期，即在关系中什么样的情感联结的哪些形式（affective relatedness）可以开放地表达、而哪些形式只能以"防御的"方式表达，也就是说扭曲或者置换的方式。就像掌管语言运用的句法一样，我们在生命非常早期的阶段就开始获得和使用这些规则，将其作为我们的关系性程序性知识的一部分，这些规则构建了我们的冲突和防御。这个阶段早在我们能够对于这些规则到底规定了什么这一问题产生任何有意识的言语描述之前。

　　当代理论颠倒黑白的例子之一，就是保守地认为，发展得较复杂及较具关系性意义的体验，是那些口头表述的意义。这种理论已经不符合当今的理解，内隐意义才是意义和思维的口头形式的基础，起着决定性作用（例如，Hobson，2002；D. N. Stern，2004），我们将在下一章对此进行详细讨论。

防御和内隐的意义

我们认为，在临床情境中看到的、已经建立起来的防御机制，常常深深地根植于有问题的与他人相处的内化模式中，这就是内隐领域的一部分。这些防御性的人际适应，就是临床动力性治疗材料的重要部分。它们一直都被认为是"心灵内部的"。

然而，依恋研究已经证明，把很多防御策略视作产生于一种特定的、心灵内部的冲突，或者局限于一个特定发展时期的人际紊乱，并不是最佳解释。相反，防御策略很可能已经成为病人重要生活时期持续存在的、更宽广的人际解决办法的一个组成部分。例如，心理发展研究揭示，一个孩子压制对于愤怒和悲伤的敏锐感觉，并且把注意力从关系中移开，投入于不带个人情感的活动，这种倾向不应当被视作学步期的产生于控制性斗争的强迫性防御。相反，对于相当多的儿童来说，这类行为早在其生命 12 个月的时候，就可以看到。这是与生命的第一年里父母 - 孩子之间特定形式的情感对话相联系的，包括父母对于亲密的身体接触所引发却被压制的愤怒和不舒适感（Main，Tomasini 和 Tolan，1979）以及父母对于婴儿的愤怒假装出来的惊讶的表情（Malatesta，Culver，Tesman 和 Shepard，1989）。父母 - 孩子之间的情感对话所表现出的这类局限，可以在孩子出生前，从我们与父母面谈讨论依恋方式时的体验中预见到，而婴儿期过后的很长一段时期，父母在讨论与依恋相关的话题时在其思维组织中仍然能看到这些局限（van IJzendoorn，1995；关于元分析回顾，Main，Kaplan 和 Cassidy，1985）。

依恋研究者已经比其他的研究团体更为生动地证明了，长期的、产生关联的模式对于思维的缺失和扭曲所产生的影响，这些通常都被视作是防御性的。如果负面的情感，尤其是引发仇恨的情感，会产生敌对性的攻击、强烈的贬低、羞愧、或者父母的退缩，那么它们就会被排除于进一步的对话和思考之外。从互动中排除负面情感，同时也就排除了来自于整合心理发展加工所产生的情感，以及对于与愤怒相关的行为、情感和体验的理解，这些行为、情感和体验有可能产生于更为平衡的包容的互动中。

依恋研究一贯将婴儿期防御策略的调遣（defensive maneuvers），例如婴儿对情感的回避，不仅仅根植于婴儿的气质性质量，而且也根植于照料者的行为性和情感性回应，这些回应是基于照料者自身对于关系的内隐模式。这类文献证明了，曾经被视作心灵内部现象的大多数内容产生于互动基质，并由此最终组成了心灵内部领域，而并不存在另一个单独的心灵内部领域（也参见 Lyons-Ruth，2003；Ogawa，Sroufe，Weinfield，Carlson 和 Egeland，1997）。

目前，在治疗中，双方对"受抑制的情感或欲望的行动化上演"的反思，被视作互动双方内隐程序知晓的领悟的丰富来源，带有相关的冲突性和防御性的面向。心理发展研究进一步证实了，在受抑制的情感或欲望的行动化上演中可以看到，防御性的缺陷和扭曲有着"双元性"起源。当我们持有这种关于在互动性和情感性生活中所发生的一切的新观点时，我们就可以摈弃冲突产生于人格的三重结构之间的理论观点，取而代之的是，关于冲突的复杂模式的、更为双元的观点，即冲突产生于自我的意图方向与重要他人的意图方向之间，这些冲突在内隐的层面得以表征。

内隐的意义及精神分析对于动作（action）和压抑的概念

动作和互动过程体现了意义的内隐形式

在将精神与身体区别对待方面弗洛伊德可以说是一位笛卡尔主义者。他认为思想是被抑制的动作的衍生物（相对于动作来说是次级的）。人们常常忘记，对他来说，动作是初级的。他举的一个经典例子是一个饥饿的婴儿，因母亲不在身边而无法参与到驱力（吸吮以满足欲望）的"特定动作"中。相应地，通常被导向嘴部的运动和感觉功能的精神能量，被重新导向和引导到心灵的感知部分，以产生吸吮-喝的幻觉。被抑制的动作转化成一种衍生的产物，即心理现象。类似地，躺椅技术和禁止"治疗内或治疗外的见诸行动"，就是为了迫使精神能量进入表达的渠道，通过自由联想和"谈话疗法"可以跟随这些由于被抑制的动作而产生的想法。正如 D. N. 斯特恩（1995）所指出的那样，其结果是一股强烈的唯理潮流，以及"精神分析中的许多当代流派，强调的是一个动作……背后的叙事或解释，而不是动作本身。"

从技术和理论方面禁止见诸行动，尤其是治疗内的见诸行动，也是最初由精神分析确定的，其目的是限制对移情和反移情的、有可能是破坏性的表达，并将其重新导向精神领域。那么，我们如何看待这一事实，即我们现在将治疗，甚至是精神分析治疗，看作是内隐领域里的动作，即便我们所做的仅仅是说和听呢？

对于这一看似矛盾的问题，解决办法部分在于阐明错误的二元区分，或者说"误解"。"弗洛伊德的起点，或者说其基本假设就是有缺陷的，即言语和动作是表征的对立的、轮流出现的模式。我们现在知道言语并不抑制动作，也不代替动作：它们就是动作……对于我们每一个人来说，我们说什么和怎样说，就是我们所有动作中的一个极为重要的组成部分"（Greenberg，1996，p.201）。

如果跟随弗洛伊德的观念，就可以得出这样的观点，即动作和言语化是互为分离的、可分的现象。接下来我们还可以得出的推论是，精神分析的技术就是为了减少言语领域内彼此之间的动作，其目标在于将言语互动转变为反思性的（解释性的）理解层面。只要具备这些技术要素，分析师的任务就变成从病人和分析师之间，被高度过滤的、几乎纯粹的言语交流素材中，抽取出病人的互动模式（病人的客体关系）。然而，这就忽略了精神分析作为治疗双方都为之付出努力的带有浓烈情感色彩的、丰富交流的大部分内容，这种交流能更清晰地揭示出产生联结的相关模式，而且也可对较抽象模式或引导这些联接模式的"动力"的理解过程，也能得到很大的促进。

在直接观察到的互动这一层面，我们所看到的并不是潜意识幻想，或者俄狄浦斯期的愿望，而是此时此刻关系移动的特殊形式，例如试图凌驾于对方的方向之上、试图避免对对方表达的核心情感进行分享或回应、对话一旦围绕某些话题时就变得支离破碎或缺乏方向感，例如性欲等。精神分析的解释就来自于对这些移动的体验。

举一个例子，我们小组的一位作者最近在对一个家庭进行评估，其间一个18岁的男孩和他父亲在讨论工作机会。父亲正在对儿子说，让他自己决定课余工作做什么、并且随着他的长大，依靠自己的收入生活是多么的重要。儿子就谈到他多么想去某个加油站工作，因为在那里他认识几个人，而且他喜欢敲敲打打、修理汽车的工作。他父亲就立刻建议，他应当开始干自家的清理游泳池的活儿，这样他才能自给自足，不用在别人手下工作。

这位父亲重复着一种模式，在与他羞怯而内向的儿子说话时，他几乎是在用祈求的口吻来强调自主和独立的重要性；但是，当儿子每一次表现出其主动性的时候，父亲就会提出一个反对的建议。因此，他在以外显的方式强调独立自主的重要性时，却总是打击儿子想要独立的积极性。这些互动中呈现出的矛盾，尽管是通过言语来表达的，但是，它们是由父子二人以一种内隐的程序进行表征的。这种对重要他人的、被内化的体验，可以被看作理解之后与分析师重演的、移情关系的素材。

比起想法我们有没有给予动作（共同的动作）更多的优先权呢？既是这样，也不是这样。从当代关于具身心灵（embodied mind）能力、以及以他者为中心的互动能力的观点来看，这种问题是毫无意义的。认知科学近期的范式转变提出，心灵并非具身性实体（disembodied entity）。相反，思考本身需要、并且取决于身体的感觉，取决于运动和动作（参见 Clark，1997；Damasio，1999；Hobson，2002；Lakoff 和 Johnson，2000；Sheets-Johnstone，1999；Varela，Thompson，和 Rosch，1993）。主体间的相遇涉及带有具身心灵能力的人们，他们不仅能从身体上也从能精神上发出动作和做出回应。

作为潜意识的一部分的内隐意义

为了充分将潜意识领域概念化，有必要区分几种类型的潜意识过程。拉普兰歇（LaPlanche）和蓬塔利斯（Pontalis）给了我们这一简洁的声明："在弗洛伊德的著作中，'动力'这个词特指潜意识的特征，在这方面，是作为一个永久性的压力存在于那里，需要一个反作用力——其运作也是永久性的——阻止它达到意识层面。就临床而言，这种动力学特征由以下事实证明，即当试图接近潜意识时就会遇到阻抗，被压抑的材料的衍生物不断重复出现也能证明这一特征"（1967/1988，p.126）。他们继续论证道，"弗洛伊德自己曾指出，'我们不认为心理上的分裂源于内在缺乏对心灵装置的各部分进行整合的能力；我们是从动力学的角度来解释的，我们认为它来自于彼此对立的精神力量的冲突，将它视作是两个相互对立的心理组织之间积极斗争的结果。'"非常重要的是，在弗洛伊德的概念体系中，在材料可能被压抑之前，它必须处于外显的领域，也就是说，处于前意识或意识领域。

尽管弗洛伊德明确地将动力性潜意识等同于压抑的过程，但是，现在很多人使用这个术语的时候，指的是心理动力过程中更宽广的范畴，而不一定是受到压抑的部分。这些过程包含，在治疗中被重新上演（reenacted）的早期客体关系的所有方面，以及意识之外的精神过程的所有领域，以某种与思维的其他方面未整合的方式出现，而且存在着情感性阻抗，阻止这些区域被容纳在与自己或与他人的交流中。现在精神分析对这一词语的使用，应当远离这种狭隘的、将动力性潜意识等同于被压抑的材料的见解，以反映这种已经改变的图景。

我们的论点是，最终构成内隐关系知晓的那些互动都是具有心理动力学意义的。它们是关于那些深刻的感受、冲突和防御的。这些现象有其历史，有着动机性的力量，显然具有心理上的意义，当然也是处于意识之外，但不是由于被压抑而处于意识之外的。我们相信，动力性潜意识的概念，以及通常所说的心理动力学概念，应当包含这种更广阔的精神现象，并将内隐关系知晓纳入进来。在上文提到的那个 18 个月大的在沙发上跳来跳去的男孩，"知晓"他的妈妈是厌恶充满柔情的身体接触，而不是讨厌他在沙发上跳来跳去，而他显然已经开始将这种厌恶、以及相伴随的冲突和抑制进行表征和内化。他那被阻挠的渴望就成为这种剥夺性关系史的结果。对任何分析师来说，这些渴望都理所当然地被视作具有心理动力学意义。这些行为就是我们每天在与我们的病人相处时需要处理的内容的关键之所在。按照我们的观点，这些行为证明了从心理动力学的角度来说，内隐过程具有核心地位。这些过程就构成了展开分析性工作的核心领域。

结论

本章重点在于描述即时性互动的所谓"表浅"层面与心灵内部实体所谓"深刻"层面（例如冲突和防御）之间被颠倒的关系。从传统的观点来看，心灵内部实体被假定决定了互动层面所发生的事情。互动层面仅仅被视作深层力量的展现。与此相反，我们提出，互动过程本身就是初级而非次级的，并且产生了我们可以从中抽取出一般化抽象概念的原材料，我们把这些抽象概念称之为冲突、防御和幻想。精神分析的解释就来自于这些在互动中体验到的关系移动。由此得出的结论是，冲突和防御就产生于、并存在于以内隐的方式被表征的互动领域，这种关系性的生活就是情感体验的深刻层面，而我们用来描述这些关系性策略（例如冲突和防御）的重复性面向所采用的抽象概念，是对于这种深刻层次的次要描述，而不是这个层面本身，并且这些抽象的概念，已远离了生活体验。

第 7 章

关系性意义的形式：
内隐和反思性 – 言语领域之间的关系问题[①]

① 最初发表在 2008 年《精神分析对话》第 18 期（Psychoanalytic Dialogues, 18），pp. 125-148 和 pp. 179-202，版权所有泰勒和弗朗西斯集团有限责任公司（Taylor & Francis Group, LLC）。经许可转载。参见 www.informatorld.com.

引言

在第 6 章，我们探讨了精神分析中什么是深层意义，什么是表浅意义。我们认为，诸如冲突、防御和解释，实际上是真正深层东西的抽象概念。它们是通过次级过程衍生出来的。我们断言，最深层的首要层次就是鲜活的互动或体验层面。我们认识到，就是在这个层面，互动双方的意图被揭示，从这个角度而言，鲜活的体验层面是首要的。其次，这些意图展现出互动双方的内隐关系知晓。

我们已经转向讨论意义是由什么组成的，接着，我们将更为清晰地阐述，在多大程度上，意义是以关系的形式（relational forms）构建的。在这一点上，我们表明，关系意义如何始于内隐层面，随后从这里引出反思性 - 言语层面。接着我们讨论在形成意义的过程中，这两个领域如何互相关联。

在考虑心理治疗时，内隐层面和反思性 - 言语层面之间的关系就变得至关重要。这主要是因为人们对内隐知晓的广阔领域有了越来越多的觉察，这不仅体现在婴儿观察中，也体现在对成年人的治疗中，此外，激活（enactment）也被赋予了新的重要地位，而它通常都被视作是内隐的。为使临床医生与理论家之间的对话更有成效，有必要尽可能清晰地描述这两个领域之间的差别、相似性、关联和边界。换言之，我们希望探究，这两个领域是不是最适宜被视作：分开的、互相交织的、互为基础的、甚或融为一体的？正如读者将要注意到的，我们正在将内隐的领域与反思性言语的领域相比较，而不是与外显的领域相比较，因为反思性言语的领域更接近临床医生所说的"外显"这一术语所表达的意思。

在此，我们将要探讨的相关议题有助于我们思考这两个领域之间的关系。我们有如下的信念，即进一步澄清这些处于争论中的议题，对于精神分析发展出一套整合的理论及概念来说是必须的。此外，这里所提出的问题有可能使那些正在制定研究策略、以解决在心灵的背后大脑是如何动作的这一问题的神经科学家感兴趣。

定义

我们遇到的第一个问题就是，我们在谈到意义、或体验、或思考、或反思、或内隐的时候，到底意味着什么呢？既然我们的主要关注点在于关系性心理事件，我们就要对我们认为有助于讨论关系现象的术语和概念给出定义。这些需要给出定义的概念特别包含：意义、思考、体验、反思和内隐。

意义

我们不打算讨论意义的整个领域。相反，我们将做一些基本的区分，使得我们能够跨越内隐的、以及反思性 - 言语的不同关系领域，其中也包括叙事，从而更清晰地思考意义。我们先来看一下字典里的定义。

字典中关于"意义"的第一个（也是此词的古义）词条这样写道："存在于心灵中、观点中、或沉思中、或已实现目标中或目的中的东西；是有意或意图要做的"[《韦氏 20 世纪词典》(*Webster's New Twentieth Century Dictionary*)，1977 年]。在这一版本中，一方面意图是至关重要的，另一方面语言的作用既不清晰，也不重要。意义的第二个条目加上了语言。意图可以始终保持未形成的、或模糊的潜在状态，"直到"在言语领域"被再次接受"。意义的这一层意思是在反思过程之下被表达。

《牛津英语大词典》(*Oxford English Dictionary*)(1991)向我们呈现出同样的两难问题。在对意义的首次列举中,语言的角色是不重要的,而更倾向于"使意图、使心中存念、使呈现出来"。但是,同样地,第二次语言似乎悄悄溜进来:"使意指、使知道"。在这些定义中值得注意的是:"沉思(contemplation)"或"使心中存念(having in mind)"都是不需要借助于语言或意识就能呈现的。

思考

大多数词典对于这样一个我们都以为知道其含义的关键词语,持有各自独特的模糊概念。大多数字典给出的是思考的原义:"使在心里形成或持有、或操练心智能力以形成想法"[《韦氏大学辞典》(*Webster's College*),1999]。小说家亚历三德罗·巴里科(Alessandro Barrico)(2002)给出了关于"想法"的相当独特、却非常中肯的见解:

> 想法就像由微小直觉组成的星系,是让人迷惑的东西……不断在变化……真是美丽无比。但是它们是一团东西……在处于纯粹的状态时,它们是不可思议的一团。它们是无穷的临时现身。清晰而明确的想法是笛卡尔的发明,那只是一场骗局,清晰的想法是不存在的,从本质上来说,想法就是模糊的,如果你有一个清晰的想法,那它就不是想法。……问题就在这里……当你表达一个想法时,你赋予其原先并没有的条理性。你不得不以某种方法给予其一种形式,这种形式是组织好的、明晰的、使他人可以理解的。只要你将自己限制在仅仅对其思考的层面上,那么,想法就会维持在本来的、神奇的混沌之中。但是,当你决定(以语词)来表达时,你就开始通过强加某种逻辑的方式,扔掉这一点,将其他一些概括起来,把这一点简化,将那一部分删掉,按顺序组织起来:你一点点地对其工作,最终你就有了使人们能够理解的东西——"清晰而明确的"想法。最初你试图以负责任的方式来做:你试图不要扔掉太

多的东西，你想要保存所有你头脑中出现的无数想法的全部。你尝试了。
但是他们不给你时间，他们迫使着你，他们想要知道（2002，p.202）。

能够明确的是，思考可能包括、也可能不包括言语形式的思想，或者语
言学的操作，即使包括也不一定是有意识的、或反思性的。但是也有可能就
是所有这些。抽象推理很有可能是一种非常特殊的思考，不必在此纳入我们
的关注范围。

反思

字典的定义是："回忆起一段经历，回溯这一经历，再现这一经历，映射
这一经历，或者回顾这一经历。"在一种关系性情境中，这意味着重新体验一
种关系性事件，但是在不同的情境之下，在不同的时间里，这样经验就能够
被重新组织。重要的是要注意到，并不是每一次对语词的使用都包含反思，
每一次反思也不一定就包含着对语词的使用。一个人能够进行反思的许多关
系，以及一个人如何去反思，是一个心理发展的议题。例如，总的来说有许
多种层面的反思，以及许多越来越抽象的、对自我的反思层面，这已经是从
心理发展的角度给予了描述。描述这些层面超出本论文的范畴，但是这常常
是造成发展心理学家和临床心理学家对话混淆的来源。在临床讨论中，对语
词的使用通常等同于对自我与他人相处的关系模式最抽象的反思层面。然而，
治疗的大部分是在不那么复杂的反思层面展开的。治疗中涉及的对语词的使
用，大部分体现为其他实用的、叙述性的、或反思性的方式，而它们并不涉
及对自我的关系模式的反思。

经验

牛津词典和百科全书词典（Encarta）以不同的方式将经验定义为"长时
间地参与一种活动中，导致知识或技能的增长。"从哲学的角度，"经验"涉

及通过感官的方式从观察中获取的知识，而不是通过抽象推理的方式。

我们将要使用的关系性经验（relational experiencing）的定义是，参与到关系性交流中——无论是真实的或想象的——历经一段时间的，通过感官/情感的过程、以及思考的过程（不包括抽象推理）获取信息，导致关系知晓的积累。

内隐关系知晓

在内隐关系知晓的定义方面，我们吸取了科尔斯壮（Kihlstrom）和康托尔（Cantor）（1983）及其他认知心理学家所做的区分，只是我们进行了改写，以运用在关系领域（BCPSG，2002）。我们将内隐关系知晓视作程序性表征的一个种类。在认知心理学中，程序性表征就是关于如何使程序进行，或者如何做事情的表征。举例来说，这类表征就像知道如何骑自行车，永远都不会以象征的方式进行编码。然而，在这里比骑自行车的例子更贴切的是，知晓如何与他人共事、如何与他们相处（"相处的方式"，D. N. Stern，1985）。这种关系性认识的大部分也是程序性的，例如，知晓如何开玩笑、表达情感、交朋友。知道如何与另一个人相处，我们称之为"内隐关系知晓"。在使用这一术语时，我们想把内隐关系知晓与其他程序性认识区分开来，并且想要强调，这种"认识"在多大程度上是认知性的，也就在多大程度上是情感性的和互动性的。

此外，通常我们将内隐关系知晓视作是在焦点注意和意识经验之外运作的，无须转译为语言。语言当然可以服务于关系知晓，但是支配着亲密互动的内隐知晓并不主要以语言为基础，无须例行公事地转译为象征的形式。在以防御的方式（也就是说，分裂或压抑）被意识排除方面，内隐关系知晓也不一定是动力性潜意识的。相反，它是我们非意识处理的一部分，包括"未成形的体验"（unformulated experience）（D. B. Stern，1997），这一体验从来未曾转化为言语，未曾有必要转化，或者永远不可能转化。

由于心理发展尚未达到一定的阶段，基于非语言的认识（non-language-based knowing）是婴儿期唯一的认识形式。但是，即便在获得语言能力之后，这一内隐的领域仍然在增长，正如言语的领域一样。每一个领域都在扩大、变得精细、并在内部产生关联。在整个生命进程中，这两个领域不断地在增长和共存。

内隐和反思性 – 言语领域之间的共同特征

第一个共同特征：意图作为心理意义的基本单元

我们假定，去意图什么，就是意味着要做什么（参见上述字典的定义）。进一步，我们假定意图就是基本的心理性意义（psychological meaning）。一个个按顺序出现的意图给予具有动机的人类行为以心理存在、给予其一致性、最终给予其意义（Sander，1995a，1995b）。意图的这一层意思比通常使用中所指的意思更为广泛。意图适应于朝向更大的移动、或者叫方向性，这种方向性来自于动机系统，或者说心理治疗的长期目标。我们在使用意图这个术语的时候，可以与意群（idea units）、或动机、或愿望等类似的概念相互替换。这不一定要囊括意图的所有阶段：正在形成时的执行前阶段、执行阶段、及其目标。把这些综合在一起，我们可以称之为"意图展开过程"（intention unfolding process）。意图展开过程源自于一种基本的心理过程，也就是将具有动机的人类行为的涌流汇聚、集组为意图的过程。将人类行为解析为意图和动机的精神过程，可以被视作一种精神本原，在某种意义上，这似乎是一种固有的精神趋向，在适应由具有动机的生命组成的社交世界时这是必须的。当意向性行为被他人感知、或被一个人自身感觉到的时候，这种集组的过程就会发生。意图展开过程是对于具有动机的经验的非象征性过程的表征，这种经验是以内隐的方式来把握的。在下文所引用的对前语言期婴儿的研究（或高等动物），支持了这一理念。因此，这一基本过程既属于微小的、非言语的、内隐的局部层面，也属于语言的层面。它产生于这两个领域，因为这些领域共享着对意向性的同等把握。

我们认为，意图展开过程起着指示物的作用，以发现意图，并给予意图以意义，无论这些意图是在动作中遭遇的，还是以语言或叙事的形式呈现的，这样就在各个层面之间创造出共同的语汇。当思考意图的展开过程时问题出现了：我们是如何知道一个意图的出现呢？或者更难的问题：我们是如何推断出这个意图的呢？假如没有可以侦测意图的程序，我们是如何从行为的涌流中、从所有的可变性中，将之撷取出来的呢？重要的相关事实是，大脑成像观察研究已经在大脑中发现了"意图侦测中心"，当一个主体观察到的行为，引导他从另一个人那里推断出一个意图时，该中心就被激活（Ruby 和Decety，2001）。

意图展开过程就是允许意图和动机浮现，进入到意识中，并提取其意义。这一过程的基本作用就是使得意图有可能从同一个来源流动出来，并能够被理解，而不管其呈现的形式如何。因此，从一个层面到另一个层面的意义的某种连续性不仅得到促进，而且得到保障。那么，有什么样的观察和理念来支持这一观点呢？

我们有必要深化上文给出的意图的定义。意向性指的是拉或被拉向、推或被推向一个目标或终极状态的主观感受——或推断另一个人如此被拉或被推。这与弗洛伊德的愿望（wish）或欲望（desire）的概念是同延的；与行为学者关于动机的激活（motivational activation）和目标状态的概念同延；与认知科学关于价值的概念同延；与动机的非专业的、法律的概念同延。所有这些都为具有动机的行为提供了工具、方向、手段和目标，从而使之具有一致性。这也包括从精神上"获取"一种意象或想法，并将之展现在精神舞台上（Brentano，1874/1973）。

意图展开过程的基本理念并不是新近的发现。大多数现象学哲学家都同意，即便是前反思的或鲜活的体验都是围绕着意图构建的。进一步来说，这种（内隐的）体验由各种不相同的部分组成，并且具有时间性结构（例如，Husserl，1962，1930/1989）。换句话说，某些基本的（非言语的）过程结构，如在现实的时间中展开的意图，必定是存在的。

同样的道理，当代心理学家，如杰尔姆·布鲁诺（Jerome Bruner）（1986，1990，2002）提出，动机（故事中的为什么）是我们用来解析人类行为的基本精神单元。寻找人类行为中的意图和动机是一种普遍的趋势，从而产生意图驱动的叙事（intention-driven narratives），用以理解这个社交的世界。

近期心理发展研究的结果揭示，即便对于前语言期婴儿（0 ~ 18 个月龄）来说，——我们默认这一阶段的经验是内隐的，而不是有意识的，不具有反思性——在观看人类行为时的首要任务，也是领会（动作"背后"的）意图。意图使得观看到的动作具有内在一致性从而变得有意义。例如，一名前语言期的婴儿观看一位实验者试图将一个物体扔到一只碗里，但是他没有扔进碗里。这个物体和碗都是新奇的事物。起先，这个物体在接近这只碗，但是还没有到达碗的上方就落下了。随后，在越过碗的边缘之后才落下来。这名婴儿从来没有看到过物体落在碗里。然后，当研究人员把这个碗和物体都交给婴儿，由他自己来操作的时候，他立刻就把物体直接扔进了碗里，而且似乎对自己很满意。婴儿领会了意图，然后来模仿，尽管他从来没有看到意图被成功实现过。他优先考虑他推断出的意图，而不是他看到的动作（Meltzoff，1995；Meltzoff 和 Gopnik，1993）。

在另一个试验中，一名婴儿观看一位实验者试图把球状物从类似哑铃的物体两端拉出来。他试着做，但是没有成功。然后把这个哑铃状的物体给婴儿，他立刻就把球状物拉了出来，而且似乎很满意的样子。控制组针对不同的婴儿进行实验，他们采用了一个机器人，它像实验者一样试图把球状物从两端拉出来，也没有成功。当这些婴儿看到机器人失败后，把哑铃状的物体交给婴儿，他们并没有试图把球状物从两端拉出来。对于婴儿来说，机器人没有意图。（Gopnik 和 Meltzoff，1998；Meltzoff，1995）。还有许多其他观察也都证实，一般来说，被推断出的意图优先于被看到的动作（Gergely 和 Csibra，1997；Gergely，Nadsasdy，Csibra，和 Biro，1995；Rochat，1999）。

从主观上来讲，可以感觉到意图有着朝向目标的推动力或倾向性。这里存在着一种内隐的机制。随着意图流露出来，在实现或未能实现其终极目标的过程中，呈现出伴随巨大张力的方向线。所有这一切都发生在带有时间性架构的一个时间段内，这种架构容纳着这一正在被呈现的过程。从短期事件到长期事件，意图展开过程的时间要素得以调节。重要的是要认识到，这一过程具有时间性动力特征。正是这些特征，使得我们将之称为"意图展开过程"。

简言之，意图展开过程构成了意图所有呈现形式的基础，无论是以动作、言语还是故事的方式呈现。这些领域共同分享着对同一个意图的直觉把握，使行为具有内在一致性和意义。

第二个共同特征：不同领域共享同样的微观形式

内隐和反思性 - 言语领域共享着相似的微观结构。曾经有学者指出，主观性体验背后的基本的微观单元是"当下时刻"（D. N. Stern，2004）。这就是经验鲜活的"现在"时刻，在任何一个领域都是如此。斯特恩认为，主观性的"当下时刻"也是围绕着意图被组织起来的，根植于一种带有情感的鲜活的故事中，具有叙事的形式。当其展开时能够被直觉性地把握，尽管持续时间只有 1 ~ 10 秒。因此，对于"现在"的体验是以形式和时间性模板来建构的。他将之视作一种基本的过程，使我们将人类行为理解为在其呈现的所有层面上都具有一致性：从内隐体验持续的数秒钟，到一个讲出短语的瞬间，到建构叙事的大段时间。时间性动力体验的当下性在所有领域内都不会改变。

第三个共同特征：语言中枢和运动及知觉中枢的平行激发与镜像神经元

近期的试验指出，带有言语标签的概念并不仅仅在语言中枢进行处理，也在与这一概念的感觉模式相关的运动和知觉中枢进行处理。例如，"挖、爬、走"这样的词语储存在语言中枢，但是也储存在掌控这种运动操作的大脑区域。类似地，像"尖叫、吼叫、歌唱"这样的词汇储存在大脑特定的听觉区域，也储存在语言中枢（James 和 Gautier，2003）。看来词语和知觉 / 运动体验是同时被平行激发的，从而产生一种整体的经验。

这种将语言与身体经验、动作和感觉联系起来的方式，可以由最近关于"镜像神经元"的科学发现所解释，并且为理解下列现象提供了可能的神经生物学机制：解读他人的精神状态，尤其是意图；与另一个人的情感产生共鸣；体验别人正在体验的东西；捕捉观察到的动作（言语的以及视觉的）进行模仿；总之，就是与另一个人共情，建立主体间性的联结（Gallese，2001；Rizzolatti，Fogassi，和 Gallese，2001）。

镜像神经元位于运动神经元附近。当一位观察者不做任何其他事，仅仅观看另一个人发出的动作（例如，伸手拿玻璃杯），这些神经元就会被激活。这种在观察者身上的激活模式，酷似观察者自己伸手拿玻璃杯所采用的真正的模式。简言之，观看另一个人的动作时所接收的视觉信息，被这些镜像神经元的活动绘制在我们自己的大脑中，成为几乎同等的表征。这使我们近乎可以直接地参与另一个人的活动，这是真实的参与，而无须模仿他们的动作。我们对他人的体验就好像我们正在执行同样的动作，或者感受到同样的情感。这些"好像"机制已经被达马西奥（Damasio，1999）和加莱塞（Gallese，2001）描述过。布莱特恩（Braten）（1998）将之描述为"变中心参与"

（altero-centric participation）。这种对另一个人的精神生活的"参与"，产生了感受到他们／与他们分享／理解他们的感觉，尤其是他们的意图和感受。我们有意地使用"感受"（feelings），而不使用"情感"（affects），这样就能包括柔情（sentiments）、内部感官的感觉（internal sensory sensations）、运动知觉（motor sensations）、"背景感受"（background feelings）（Damasio，1999）和"生命力情感"（vitality affects）（D. N. Stern，1985；D. N. Stern，Hofer，Haft，和 Dore，1984），以及经典的达尔文式情感（Darwinian affects）。

　　对于可以看得到的运动来说是真实的事情，例如伸手拿玻璃杯，对于发声来说也是真实的，包括说出词语。我们假定镜像神经元表征了声带、嘴、以及舌头的动作，当我们听到某人说话时，这些神经元就从中枢部位被激发了。我们知道，发出那种声音的体验是相似的。（这就是某个人清清嗓子的行为，也会在我们身上激发出某种喉咙的感觉的一个理由。这也有可能是为什么出生不满四周的新生儿能够模仿伸舌头的动作的原因）。用这种方式发出和传递的声音的要素包括：这个声音所特有的紧张状态、用力状态、强度、克制状态、旋律、节奏，以及其他辅助语言的特征，所有这一切对于被听到的词语来说都是重要的、可以说是听得见的情感语境（feeling-context）。

　　最近已经有学者提出（Gallese，个别交流，2005 年 6 月 5 日），镜像神经元系统将语词与运动联系了起来。也就是说，当语词被说出来的时候，它们有可能触发与该词语所描述的动作和运动有关的镜像神经元。到底是不是这样直接发生作用的，我们将拭目以待。然而，语词可以使得运动或视觉区域放电。这就提示了镜像神经元有可能提供了一条不同的神经通路，将具有不同心理含义的言语和运动体验联系起来。从这个意义上来说，语词不仅仅是抽象的象征符号，也是进入直接的、具身（embodied）的、以内隐方式运作的经验的路径，反之亦然。这可能有助于解释语词和故事所唤起的情感力量，我们几乎可以说在实质上经历着这些。

反思性 – 言语领域从内隐领域浮现出来

本节主要阐述两个概念，一是"具身心灵"（embodied mind），二是动力性系统理论。在过去30年里，出现了一种革命性的新观点。该观点由"具身心灵"这一概念体现出来。占据主导地位的、笛卡尔式的观点已经被这种新观念所取代（Damasio，1999；McNeill，2005；Merleau-Ponty，1945/1962，1964/2000；Sheets-Johnstone，1999；Thelen 和 Smith，1994；Tomasello，1999；Varela，Lachaux，Rodrigues，和 Martinerie，2001；Varela，Thompson，和 Rosch，1993；还有其他学者）。这一观念暗示出运动和语言（尽管有着不同的模式）在人类进化和个体发育过程中大部分是整合在一起的。如果没有身体的直接参与，人们无法思考、感觉、想象、或感受。反过来说，做出一个移动、或发出一个动作，从本质上来说，是一种精神意图的表达。

20世纪的一些思想家，即便他们在笛卡尔的传统框架下工作，也意识到有必要诉求"具身心灵"概念。海德格尔（Heidegger）相信，生活经验围绕着意向性建构，这一组织是直觉性的。正是这种建构方式使得原初经验（primary experience）能够最终在反思性和语言的层面被解释。胡塞尔（Husserl，1962，1930/1989）假定，原初经验有着语态学的形式，带有内在差异和时间性结构，反思只能强调或强化这一鲜活的经验。萨特（Sartre，1943/1976）同意这一点，他认为反思并没有揭示任何新的东西。它只是揭露出原初的、前反思的、鲜活的体验中已经熟知的东西，并使之呈现出主题。在这些反思中，"具身心灵"的呈现是内隐的，将反思性 - 言语的领域浮现移植（emergent grafting）到内隐知晓领域的概念也是如此。

最使我们感兴趣的动力性系统理论方面是下述事实，即在复杂的、带有多重变量的系统（例如人类的互动）中，既非预计到的、也非期待中的新属性会浮现出来。一种具有质的差别的新系统从与其他心灵的内隐知晓（包括语言和文化）性相会中浮现出来（反思性 - 言语过程）。

本节我们将讨论反思性 - 言语的内容从内隐领域浮现出来的四种方式。

"原初隐喻"

从具身心灵这一角度出发的最新研究结果显示，我们在思考和说话中所使用的大量想法来源于对我们的身体、我们发出的动作、以及接收到的、动作的基本的感觉运动体验，以创造出"原初隐喻"（primary metaphor）（Lakoff 和 Johnson，1980）。这些原初隐喻是我们关于自己、他人和这个世界的基本的内隐概念。原初隐喻被视作一种基本的感觉运动方式，用来体验这一世界、并将之概念化，采取的是非言语的心灵模式。从这一视角而言，原初隐喻并不是"比喻"（figure of speech），而是一种非言语的、内隐的概念。例如，拉科夫和约翰逊认为，"多"这一概念与"向上"的身体位置有关。对数量的主观判断，是从对垂直性的感觉运动体验中得以概念化的，也就是说，必须把眼睛或头向上抬起，才能看到非常大的东西。"多就是向上"就是一个来源于感觉运动经验的原初隐喻。这一基本的身体经验可以用在诸如"价格攀升"或"股票骤跌"这样的语言中。尽管语言使用这种原初隐喻，但是它本身并不是基于语言学的。此外，成为语言学运用基础的身体经验（bodily experience）既不是随意而为的，也不是一种原义已经消失的隐喻（dead metaphor）（在隐喻中，从体验到语词的连接仅仅是历史演变性的）。这一连接现在仍然存在。当语词被使用的时候，身体性概念被激活，或者说，当感觉运动的图示（sensorimotor schemas）被体验到的时候，语词就被激活。在言说领域的所有对原初隐喻的使用，都可以带来感觉运动系统的激活，这就构成初级非言语体验。因此，当我们带着原初隐喻进行谈话时，这种体验就是一种身体性事件，同时也是一种言语性事件。

拉科夫（Lakoff）和约翰逊对于这类原初隐喻（具身心灵模式）提供了一幅全景图，每一种隐喻都来自于身处一个真实的世界中、与真实的人在一起的感觉运动经验，带有可推断的意图。以下是拉科夫和约翰逊著作中的举例：

- 关系就是旅程。原初经验：在空间中移动。举例："我们的关系只能走到现在这样，然后关系停止向前，我们分道扬镳。"

- 帮助就是一种身体性的支撑。原初经验：观察到有些实体和人需要物质性的支撑，来保持站立和运作。举例："支持你们当地的慈善机构。"

- 时间就是运动。原初经验：将时间的流逝体验为一个人在空间中移动或观察运动。举例：时间飞逝。时间突然停滞。

- 状态就是场所。原初经验：处在一个空间受局限的区域，将某种状态体验为与某个场所相关（例如，在树荫下面感到凉爽，睡在床上感到安全）。举例："我就要进入抑郁状态了，再有一件事不对劲，就要把我推过界了。"

- 行动就是自我驱动的运动。原初经验：使你的身体移动，在空间中穿越的常见动作（即使在早年）。举例："我推进这个项目，目前进展顺利。"

- 目标就是终点。原初经验：身体上到达一个目的地。举例："他最终将会成功，但是他还没有到达那里。"

- 事业就是身体的力量。原初经验：通过对实际的物体施加力量，来移动或改变它们，从而达成结果。举例："他们通过国会来推动这一议案"（1980，pp.52-53）。

这些原初隐喻广泛渗透到我们的思考和语言中。它们在通常的、非技术性话语中，尤其是在关于我们自己、他人和彼此关系的话语中无处不在。尽管原初隐喻通常是非意识的，但是它们不仅仅产生言语概念，它们也仍然是被激活的基质，我们的许多思想和语言由此得以生成。以这种方式来看的话，在前象征和象征的东西之间、非言语和言语的东西之间、以及内隐和外显的东西之间存在的明显的描述性边界，就不会真正地消失。但是，越来越清楚的是，它们共享着在身体体验中的同一个根源，即同一个具身心灵模式。

无论怎样，尽管语词的实际形式/声音有可能是随意而为的（因为象征性系统的需要），但是将体验与语词交织在一起的具身概念决不是随意而为的。它们取决于我们的语态、我们内在的移动模式、以及由人和事物组成的真实的外部世界。

运动知觉概念

希茨 - 约翰斯通（Sheets-Johnstone，1999）把这种思路推进得更深入。在为"运动的首要性（primacy of movement）"进行辩护时，她提出，我们是通过我们自身的运动来发现我们自己和这个世界的。她认为，"活动现象的根本"（foundational phenomenon of animation）暗示着一种与身体有关的意识（corporeal consciousness），导向与身体有关的概念与表征，以及运动知觉概念（kinesthetic concepts）。她引用胡塞尔的论断，即"运动是一切认知之母"（movement is the mother of all cognition）（Husserl，1962，1930/1989）。与身体有关的概念是非常广泛的，例如：内/外、重/轻、敞开/关闭、上/下、序列、偶然性、意志（agency），诸如此类。

在这里，我们再次面对一种经验的观点，这种观点使我们的基本范畴的一部分以不同的方式呈现出来。拉科夫和约翰逊以及希茨 - 约翰斯通的工作，就是修补笛卡尔式的心灵和身体之间的分裂，并作为一种当下的传承以"具身认知"（embodied cognition）这一概念将它们联系起来。换句话说，当我们说话的时候，与身体有关的或运动知觉的概念以及原初隐喻都被激活了。因此，我们所做的绝不仅仅是说出了语词。我们所做的是将语词根植于身体中，从精神方面栖居于我们的时空运动中。身体和心灵的对话处在过程之中。而正是这一对话，将所有的信息传递给他人和我们自己。

"意象 / 姿态"（Image/Gesture）作为一种具身心灵模式

为什么人类自发说出的语言相比于机器人发出的声音更具人性呢？首先，存在着辅助语言的要素（韵律、重音、音量等等），这是最常见的解释。第二点，存在想要谈话的动机。听者能感觉到动机的持续激发。第三点，也与第二点有关，就是存在着一种松散的工作，来找到"合适的"、能传达出一个人的愿望的语词。这种松散的工作是可以被听者看到或听到的。

在自发性的言谈中，心里有些东西想要得到表达。让我们把这种"心里的一些东西"称作一种意象。这是采用了该术语最宽泛的内涵。意象可以是一个想法，一个移动，一个姿态，一种情感，一种生命力情感，一种背景感受。所有这些都不是在当下以言语形式表现的。接下来就是凌乱的工作，尤其是在自发性的对话中。存在着一种意图（带有其目标和结构），将这一意象与语词联系起来。对于几乎每一个短语来说，意图带着语言所描述的所有一切片段，进入一个动力性过程以找到最佳的匹配，这就是"意图展开过程"。浮现属性于是形成了。新的连接被创造出来，并尝试性地被接纳、修改、拒绝、以不同的形式再次被引入、与意图展开过程中所有其他被创造出来的产物混合起来。这一过程通常持续数秒，是具动力性的、无法预测的、非常凌乱的、遍布身体内的，并且通常涉及所有类似于意识和潜意识的身体性偶发事件。这一非线性动力过程可能就是使我们最具人性的东西。它可能包括词语检索是如何实施的，带有怎样的从容或突发的激动，当"抓住"一个词语时，又是怎样的热情高涨或平静。这个过程能够向前冲、犹豫、停止、温和地重新开始，等等。甚至当词语已经选择好，并且已经在公共空间说出来，也能够部分地抽取回来、修改或删除，视说话人带有的或多或少的优雅、流畅和连贯性而定。（请注意，是否"恰当"匹配无关紧要。根本不存在这样的情形。所需的仅仅是足够好，能够有效交流）正是这些动力性质量给予一个"被栖居的身体"（inhabited body）以深刻的印象——也就是，当下是鲜活的。

如果缺乏意图展开过程中的这些特征，我们就无法体验语词背后的那个人。

内隐体验和反思性 - 言语过程中的这种身体 / 心灵对话，使得分析师和躺在长椅上的病人在互相看不到的情况下能够知晓如此之多的内隐领域，并分享主体间的空间。

有鉴于此，戴维·迈克尼尔（David McNeill）（2005）建议，约翰逊和拉科夫（1999）的"原初隐喻"模式应当进一步推进。为评估推进的深度，请回顾约翰逊和拉科夫关于原初隐喻的基本理念，它涉及感觉运动 - 运动知觉体验（例如，行走、或者找东西、或者被抱持，也就是说当心理发展遭遇这个世界时，通常体验到的事情）。这些非语言学的原初隐喻为语言的方方面面提供了基础（非言语的概念）。从这个观点来说，运动（movement）是语言之母。而且，实际上，运动是很多语言学概念的来源（Goldin-Meadow，2003）。

迈克尼尔（2005）引入了意象 / 姿态的概念，来指称用语言表达思想的过程中所伴随的身体性形成过程。他将口语视作由两种成分组成，它们具有同等的生成性和重要性。首先是语言，通常这被认为或多或少地具有静态的结构。其次，存在着一种动力性过程，他称之为意象 / 姿态过程。从表面的意义来说，这一动力性过程由跟语言同时存在的、传情达意的姿态手势组成。他指出，说出来的话栖居于在时间内移动的身体，包括面部表情。类似地，尽管姿态有着其自身的、独立的语态学，但是，在真正的言说中，它们是由意象（imagery）和意图来塑造的。正在进行中的言说和意象 / 姿态是强制性同步发生的。甚至像口吃或延迟听觉反馈(delayed auditory feedback)[1] 这样的情形都不会打破它们之间的同步性。

迈克尼尔（2005）进一步详细地描述了"意象 / 姿态"，将非意识的、持

---

[1] 用于矫正口吃的方法或设备。——译者注

续时间非常短暂的、正在进行的过程也纳入其中。这些过程都是在一种想法或一个短语的形成或实施中浮现出来的（意图的展开过程）。如果你不是在阅读文本，也没有记住这篇文字，但是，你处于一种自发性对话过程中，那么每一种想法和说出来的短语都是随着其出现、或刚要出现的时候形成的。你不能准确地知道你将要说什么，直到你把它说出来。在这一意图展开的过程中，在词语蹦出来之前，或者在想法获得某种形式之前，你仍然在对这一想法进行工作，仍然在与语言的片段进行联结。迈克尼尔收集了很多证据，以称之为意象 / 姿态。然而，他也充分意识到，在思想和语言的形成过程中，姿态和意象并不是唯一的制造者。非言语的一切都发挥了作用：情感、来自于身体的"背景感受"；"生命力情感"；身体的不舒适、情绪、下意识的动机性系统（饥饿、睡眠、性）；环境感觉，过往史，等等。我们想要假定所有这一切都归属于意象 / 姿态的术语之下。

　　正在形成的想法与几乎总是恰当的词汇是如何找到彼此的呢？毕竟，意图展开过程仅持续数秒。这是一个短暂而稍纵即逝的过程，将所需的语言片段与意象 / 姿态联系起来。按照维果斯基的传统（1934/1986），迈克尼尔提出了有趣的建议，即这一具有动力性的、类比推理的意象 / 姿态与其对立面（直言判断的、静态的语词）是成对的。二者在古典辩证的过程中走到一起，由此对立面消融了，通过融合而被结合起来。言语和非言语的东西不仅仅是被结合起来了，而且成为了一体。

　　假使不诉诸辩证理论，似乎更为简单的方式就是去想象当动力性的意图过程沿着自己的道路前行时，遭遇了词语、短语和声音。当遭遇出现时，当未期待的属性浮现出时，意图、意象 / 姿态和语言三者联系在了一起。因此，正在形成的想法是作为一种浮现属性而与语言连接起来的。在这里，动力性系统理论似乎比辩证理论更为便利。在动力性系统中，将意图与语言连接这一观点，使得浮现属性呈现出尤其丰富的组合。意图和语词之间的动力性互动，与乐谱舞步或音乐有着类似的特点，其中凌乱的意图遭遇到具体而明确的位置、舞步和音符。

语言的非言语情境（*Nonverbal Contexts*）

语词是在语境中获得其意义的。［例如，"我很满足"（I am content）与"包裹的内容"（the content of the package），或者"我很抱歉，这是疏忽造成的"（I'm sorry, it was an oversight）与监察委员会（oversight committee），或者"我忠于你"（I cleave to you）与"我劈开了肉"（I cleave the meat）①］。既存在着先前说出的词语和词语的语境（context），也存在着说话的瞬间，发生关系性事件的情景（context）。对于即兴对话尤其如此。重要的是，事件发生在说话的瞬间说者与听者之间的内隐关联及内隐知识之中。在治疗中，就是发生在移情－反移情关系中，发生在时时刻刻的微观层面之中。最常见的是一种不断波动的语境，决定着说什么，何时说，以及怎么说。从这个意义上来说，持续进行的语言涌流时时刻刻都在被内隐关系知晓所塑造，这一过程提供了意义的绝大部分内容。

当反思性－言语的内容从内隐领域浮现时出现的分离

回顾先前的观点

直到最近，我们在心理学方面的世界观仍然是笛卡尔式的。笛卡尔关于精神和身体是分离的、并具有不同的属性这一概念占据着统治地位。这两个领域可能部分地产生关联，但是它们不是不可分割的整体。笛卡尔式的基本观点认为，语言和非言语体验是相当不同的。它们也有可能共同作用，彼此互为补充、或互为关联、或互为支持，但是它们仍然是彼此分离的、彼此独立的。这种观点正是心灵／身体分裂的传统长久持续存在的原因。

---

① 英文中的多义字，为便于读者理解，在这里附上原文。——译者注

在内隐的领域和反思性 - 言语领域之间这种假定的"间隙"（gap）
（Knoblauch，2005）对心理学和哲学提出了两个核心问题。首先，以内隐的
方式被理解的鲜活的经验在其发生时，是否自身就具有"意义"？或者说，所
有的意义是否是跟随反思和言语化的动作的体验而来的？第二个问题是，在
多大程度上，反思和言语化的动作歪曲了以内隐方式存在的体验？

从内隐到外显的过程中发生了什么，是 20 世纪现象学哲学中旷日持久
的辩论主题。扎哈维（Zahavi）讨论了这些论辩的本质（1999，2003）。我们
将之概括一下，处于古典观点一端的学者认为，反思这一动作歪曲（distorts）
了内隐的前反思体验。他们认为，反思的动作将内隐的自我体验转变为一个
对象，在这一过程中，反思的作用是成为了原本主观体验的一面歪曲的镜子
（Natorp，1912）。海德格尔（1982）在某种程度上同意这一观点，认为当鲜活
的经验在反思中被审视时，它就再也不是"被经历的"（lived through）东西，
再也不是主观的了。萨特（1943/1976）辨识出一种在原初经验走向反思时发
生的、被搅乱的转变。德里达（Derrida，1967）更进一步，他认为存在一种
固有的断裂，在原初经验和经过反思的经验之间产生了歪曲。他也将反思与
语言联系起来，正如许多精神分析师所做的那样。有些学者走得更深入，认
为（从临床意义上来说）并不存在原初的体验（内隐的意义），直到通过反思
和言语化的过程使之存在（具有心理的意义），就好像言语化过程产生了我们
唯一的经验实在（experiential reality）。

克诺布罗赫（Knoblauch，2005）引起人们对语词和这些语词想要表征的
体验之间所存在的"间隙"的兴趣，我们也可以从拉康（Lacan，1977）的
著作和我们几位作者之一 D. N. 斯特恩的早期著作中看到这一点。他引用斯
特恩的观点："语言（对一个刚刚开始学习使用的儿童来说）是一把双刃剑。
它……使我们的体验的某些部分不那么易于与我们自身及他人分享。它在人
际体验的两种同时存在的形式之间构筑了藩篱：作为鲜活存在的、和以语言的
方式被表征的……语言造成了自体体验的分裂（1985，pp.162-163）。"（斯特

恩自从 1985 年之后观点有所演变。）

　　拉康从更为极端的视角看待这种间隙："象征，首先体现为事物的谋杀者"
（1977，p.104）。

　　克诺布罗赫和其他学者采取了更为积极的观点，尽管他们假定这一间
隙永远无法完全弥合。他不认为语词和直接经验是彼此削弱、或各自为政
的。相反，他指出，在临床实践中，每一方为对方创造出了当下的语境。这
样一来，以两种不同声音发出的二重奏可以进行互动，使临床相关性所具有
的意义更有整体性。他提出，语言和丰富而微妙的内隐体验具有相互关联
性，它们以一种持续对话的方式展开互动，创造出一首二重奏。然而，它们
被视作在不同领域的两个单独的演奏者，但是，它们共同创造出一个整体
（Knoblauch，2000）。

　　最近，克诺布罗赫（2005）就语言和非语言如何在言谈和音乐中彼此互
动提出了更为敏锐的观点。他说，它们如何彼此互补、欺瞒、调节、扩大和
唤起彼此的回忆。或者说，一方可以选择另一方的某些部分，用于强调、或
扩大、或嘲弄、或引起惊奇、或回忆。他所提供的资料是极为宝贵的，然而
却是在阴魂不散且无处不在的笛卡尔的气息中写就的。语言和姿态共同做着
这些奇妙的事情，但是，它们仍然是两种完全不同的声音，两种无法整合的
模式。

我们对于内隐领域和反思性 - 言语领域的分离的观点

　　与上述观点截然相反，我们的观点受到动力性系统模型的启发，我们的
描述超越了两种单独的乐器（声音）可以共同创作音乐的悖论。

　　首先，言语的东西根植于内隐的层面，而且必须是"熟悉的"。它必须

指称内隐的意图状态，并且针对内隐的意图状态进行工作。我们先前讨论
了具身心灵、原初隐喻，还有从心理发展和现象学角度来说，语言来源于身
体经验的传递这一事实，从中可以清晰地看出上述的观点。引用梅洛 - 庞蒂
（Merleau-Ponty）的一段话，可以恰当地描述具身心灵的情形："意义并不像奶
油涂抹在面包上那样位于短语之上，或者说像涂抹在声音之上的第二层'心
理现实'（psychic reality）；它就是说出来的东西的整体，是言语链（verbal
chain）的所有分化（differentiations）的整合；它是随着语词一起给出的，这
些语词是为那些有耳朵可以听得到的人而说的。反过来说，整个图景充满着
语词"（1964/2000，p.55）[1]。

那么，从这个意义上来说，就不是单独的乐器组成的二重奏。相反，一
种声音从另一种声音中浮现和衍生出来。两者都扎根于相同的心灵材料和环
境文化。如果人们从间隙的角度来谈，为什么就不能说间隙并不代表鸿沟？
为什么两种意义（言语的和内隐的）尽管有着差异，却能彼此知晓和彼此识
别呢？为什么这两者不能漂移或由于被驱赶得太远而彼此分开呢？

这种熟知性存在于这一事实，即语词和鲜活的经验是内在地联系在一起
的。这种关联性是在心理发展和在文化使用中达成的。因此，言语维度的引
入不仅仅是增加了交响乐的另一种组成部分，而且是增加了另一种要素。这
种要素由每一方进行诠释，与心灵和身体直接体验到的固有连接产生关联。

第二，尽管内隐的和反思性 - 言语的东西从心理发展角度来说是紧密联
系的，但是它们并不是同构的。我们同意先前作者们的观点，即在经历的
（lived）和言语化的内容之间存在着固有的、不可避免的分离（disjunction）。
这种分离就是"间隙"。这是两种不同的表达模式，无法彼此转译。同样，它
们也产生于不同的视角。内隐的东西是直接的、主观的、和"被经历的"，而

---

[1] 我们感谢布鲁斯·赖斯（Bruce Reis）提醒我们注意这一段引文。

言语的东西是从原初的内隐经验之外看过来的视角，是被延迟的。这就是语词和体验之间的"间隙"。哲学家们已经指出这一点，将其视作将鲜活的经验转译为言语表达时不可避免的产物。

第三，在这篇文章中，我们的观点与其他学者大相径庭。内隐的和反思性 - 言语的东西之间的分离就其自身来说，应当被视作言语的内容从内隐的领域中出现时的浮现属性，并且应当从其自身的方面来审视。它无须被概念化为一种"间隙"、或歪曲、或断裂。在浮现的过程中并不存在问题、或者匮乏、或者损失。实际上，正是由于语词和体验之间的相关性，才会在反思性 - 言语的内容从内隐中浮现的过程中，创造出内在一致中的分离、矛盾和裂痕，当然还有互补、连接与和谐。从这种观点来看，对内隐的和反思性言语的内容之间的关系的把握，也就是说这种不一致的特性，是浮现过程的一个附加的重要属性。这三者：反思的、内隐的以及两者之间的分离，作为一揽子事物组成了直觉性把握。这也就是把握音乐之所在。

大多数情况下，内隐体验及其反思性 - 言语化之间存在着高度的内在一致性。实际上，我们在与我们自身及他人发生关系的过程中期待并依赖这种内在一致性。我们意识到，需要某种"内在一致性侦测器"（coherence detector），来将内隐的和言语表达的东西之间的不一致记录下来，并为这种不一致性赋值，例如冲突的、和谐化的，等等。

第四，存在着多种形式的分离，必须对其分别进行概念化。除了我们已经描述过的、固有的分离之外（这也是哲学家们所讨论的），还有第二种。当出现对于和谐与一致性更为剧烈的破坏和破裂时，这种分离也会出现。正是这些分离才是临床学家最感兴趣的。

这一观点不仅符合动力性系统模型，而且更接近对所发生事情的现象学描述。在反思性 - 言语化（及其讲述出来的）的浮现过程中，我们首先接收 -

建构（receive-construct）对一个整体（也就是一个格式塔）的直觉。这才是"近经验的"（experience-near）。我们没有立刻将内隐的 / 言语的 / 分离的这三者形成的格式塔分割成各个"单独的"组成部分，以学术方式对其进行相对分门别类的分析。正是这种格式塔直觉指导着逐秒的临床问诊。

现在我们可以明确我们所认为的"意义"是什么。内隐经验、浮现出的反思性 - 言语化、以及两者之间的关系这三者组成的格式塔，将它们结合在一起，就组成了意义。最终，意义是以直觉把握的方式被捕捉到的。

从双人互动的视角看待意义的观点

到目前为止，我们的讨论大部分都是关注于出现在一个人的心灵和体验中的、内隐的和反思性 - 言语的内容之间的内在一致性。我们现在要将这种讨论扩大，将两人之间的交流也纳入其中。而这正是临床所关注的。

关于内隐体验和反思性 - 言语的内容之间的关系，在说了什么和以反思的方式听到了什么这方面，与双人互动情境是平行的。我们认为，由于如下理由，说出来的东西构建了听者的内隐体验。听者听到了说出来的信息，推断产生这些词语背后的内隐体验，并且感受到这两者之间的差异。他接收到的是一个"格式塔"。随后，他必须以反思的动作，赋予这个格式塔以整体的意义。同样，在这个动作中，在听到 / 看到 / 体验到说者表现中的内隐体验、与听者经过反思所得出的意义之间，出现了分离 / 内在一致性。接着，当听者转变为说者时，这一过程将再次进行，只不过这次要换成相反的方向。

意义（也就是说，内隐的、反思性 - 言语的、以及它们之间的分离组成的这一揽子东西）在双方互动的基础上进行建构，随着对话的前行，重新定向，导致了更为全局性的、或概括性的直觉把握。换句话说，随着互动过程的展开，意义在不断演变。从临床方面来说，在治疗时段中，病人对于自己与治疗师之间的互动进行反思,直觉出他 / 她赋予互动的意义(反之亦然)。意义绝不是完全内隐的,也不是完全反思性 - 言语的,更不是完全关于它们之间的不一致性的。这一格式塔的意义,就是通过直觉把握将这三者结合在一起而产生的。

结论

我们在本章开始做了这样的假设:心灵和身体共同演变和发展,在每个个体内部深刻地交织在一起。如果没有对运动和姿态的体验,不可能存在口头语言(Lakoff 和 Johnson,1999;McNeill,2005;Sheets-Johnstone,1999)。同样地,姿态也需要其背后 / 内部的语言。

我们探究了内隐的和反思性 - 言语的东西是如何、以及为什么交织在一起、并弥漫着相似的意义。对语言学和非语言学的内容进行区分,出于学术和哲学的理由是必须的,但是,从主观的角度说,人类交流的基本单元是鲜活的意图(lived intentions)。我们假定他人就像我们自己一样,也具有具身心灵,并据此观念发出动作,其意图可以进行多重表达和解读。表达的确切形式相对于意图来说是第二位的。

我们提到内隐经验和反思性 - 言语的内容的几种交织形式,它们使得二者整合起来。我们注意到,这种整合是两个领域之间潜在的、和不可避免的分离的前提条件。我们从这个角度讨论了意义跨越内隐和外显领域而存在的连续性。反思性 - 言语的和内隐的东西并不是同构的,但是彼此有必要形成经常性的相遇(familiar)。

在临床情境中,在任何一个交流的动作中,总是有着多重的意图和意义。我们将这种即兴交流视作一种动力性过程的浮现属性。这种过程由三个部分组成,共同创造出一个格式塔:

1. 意图是以内隐的方式被体验的。

2. 这种内隐体验的反思性 - 言语版本根植于内隐领域所包含的非言语的心灵 / 身体概念。这种根植的过程基于种系发生学、个体发生学和文化。

3. 在内隐体验和反思性 - 言语的内容之间存在着不可避免的分离。这并不是一种匮乏或问题，这就是正在浮现的格式塔的另一个属性。

所有这三者在一种我们称之为"意图展开过程"的进程中被结合起来。在这一过程中，由结合到一起的三者组成的格式塔浮现出来，被同一个直觉把握捕捉到。正是这一格式塔将多重意图和意义传递出来，这些意图和意义在持续进行和不断重复的沉思中，将会发生转向和改变。

在由对话交流组成的真实世界中，人们并不会专门关注一闪而过的词语、也不会关注于那些不曾栖居于心灵（mentally inhabited）的常规姿态，也不会关注于它们之间的分离。相反，人们关注于整体交流的意义，及其意图。这就是现象学的核心。

关系性意义的形式：
波士顿变化过程研究小组对评论的回应

莫德尔（A. Modell）、S·克诺布罗赫、和 D. B. 斯特恩

　　我们想要表达的是，现在轮到我们"随着我们阅读"这些论文，并体验"我们自己具身的回应时"，作为"伴奏、听众、甚至是独奏演员"时所感受到的喜悦。让我们沿着克诺布罗赫的音乐隐喻思路来讨论，这些不同的评论组成了"丰富的多重节奏的乐曲编排"。我们并不试图汲取这些评论涉及的所有要点；相反，我们将回应那些涉及我们思考的核心方面的要点。第一点是关于我们对于内隐记忆这一术语的使用；第二点涉及以下术语和概念：行动化上演、未成形的体验、以及解离；最后的回应是关于我们在利用其他领域的理念时所呈现的客观主义（objectivism）概念。

内隐记忆这一概念的现状

　　莫德尔表达了他对于程序性记忆这一概念的局限性的担忧，他将此归因于认知科学的观点。然而，从一开始我们就不满足受限于认知科学关于程序性或内隐记忆的现有定义。在我们最早期的小组出版物中，我们指出，在认知心理学中，缺乏对于整个关系领域的考虑，也就是说把人看作处在持续互动中时，究竟发生了什么（Stern 等，1998；Lyons-Ruth，1999）。相反，我们提出了"内隐关系知晓"这一术语来定义我们、以及从更广泛的意义上来说，精神分析对之感兴趣的关系领域的表征。

莫德尔提到了我们对于程序记忆的引用；然而，关于程序记忆的整段引文不仅仅指的是骑自行车的程序记忆，如下：

> 关于程序性知识的大部分文献都是关于对我们自己的身体与无生命的世界之间的互动的知晓（例如，骑自行车）。还有另一种是关于对人际关系和主体间关系的知晓，也就是说，如何与某人"在一起"（Stern，1985，1995）。婴儿在其生命的早期阶段就能够知道哪些情感方式是父母欢迎的，或父母会转身离去的，正如在关于依恋的文献中所描述的（Lyons-Ruth，1991），就是这第二种，我们称之为内隐关系知晓。这种知晓将情感、认知、行为／互动的维度整合在了一起（p.904）。

而这远不止骑自行车那么简单。

认知科学的不足在于对程序性概念只赋予了一个狭小的框架。因此，关于内隐记忆话题的大部分认知心理学文献与我们工作的关联是有限的。甚至，与认知心理学的试验研究相反，对大脑受损病人的研究表明，内隐记忆与我们的概念明显相关，因为研究证实，内隐记忆涉及价值负载（value-laden）或情绪负载（emotion-laden）的动作，并且在完全丧失外显记忆能力的情况下，能够通过体验进行重新情景化。

人类的记忆系统具备根据进一步的体验来持续再情景化的能力。正如莫德尔注意到的，在所有的人类和动物中，对于生存来说具有创伤性的威胁会使人产生极端恐惧的记忆，这是极为顽固而难以改变的。然而，这种警告适用于整个记忆系统，但并不适用于内隐记忆。弗里曼（1994）已经证明了，即便在兔子的嗅觉记忆这种最简单的例子中，重新情景化也会发生。在这个例子中，他从神经元层面表明，当兔子暴露于第二种气味时，对特殊气味进行编码的现有突触连接被重组。

所有形式的记忆——内隐的、外显的以及自传记忆——都受制于在进一步的体验中重新情景化（recontextualization）。内隐记忆的情形，可以通过克拉帕瑞德（Claparede）（1911/1951）医生治疗的大脑受损病人的著名案例被清晰地证明：这是一位失去了所有外显记忆能力的妇女。在经过许多次与克拉帕瑞德医生的友好会谈之后，有一天她拒绝与他握手。不管怎样，她都记不起来之前曾经与他会谈过，也不知道为什么她会拒绝与他握手。她无法回忆起在前一天她被克拉帕瑞德医生伸出的手中藏着的针所刺痛（案例引自 LeDoux，1996）。关于这种外显／内隐记忆之间的解离，可以从达马西奥（1994）和勒杜（LeDoux，1996）的文献中找到更多的案例。这些案例清晰地表明，内隐的、非意识的学习过程发生在情绪负载（价值负载）的领域，是关系性的，而非运动性的，可以随着新经验而重新情景化，并且能够潜在地转译为符号记忆。

我们同意莫德尔的下述观点，即"意图是动作的导向过程"、"意图表征着*价值的潜意识选择*"、以及"意义是通过在这个世界上发出动作而达成的。"然而，莫德尔的这个观点暗示，动作要么是由潜意识和未经整合（按照莫德尔的术语来说，就是未重新情景化的）的价值所引导，要么就是另一种情况，由"主要的自传记忆"所引导。我们感到，这两种选择不足以捕捉这种具有流动性和经过组织的非意识知晓（non-conscious knowings），即知道如何与他人产生关联，而这正是关系领域的特征。可以有争议地说，这个领域是人类学习和经验的最广泛区域。我们继续相信，我们需要内隐知晓领域的关系记忆这样的概念，用来与自传记忆或未经整合的潜意识记忆形成对照，以描述这种知晓的广泛领域。我们也相信，正如我们已经声称的（2007），内隐的东西不同于弗洛伊德所说的潜意识，后者有赖于压抑这一概念。

人们在之前已经注意到，我们不常引用弗洛伊德，这是在这些评论中被再次提到的一点。在数十年间，我们和大多数读者已经深深地卷入精神分析的思想中，尤其是弗洛伊德的思想。然而，我们也感到，引用他的精确词语已经不再有必要。当代物理学家不再继续引用牛顿。研究基本粒子的物理学家不再继续引用爱因斯坦。弗洛伊德不再需要被继续引用了。他提出的观点已经成为通用的常识，成为当代精神分析思想的基础。

关于行动化上演、未成形的体验和解离

内隐关系知晓的概念可以包括行动化上演，但是比行动化上演的概念更为宽广，因为它包括了以内隐方式进行表征的关系性知晓的整个领域。行动化上演有可能是一种方式，这种尤其戏剧性或成问题的处理关系的方式在治疗中更为显见。D. B. 斯特恩感到，内隐关系知晓并不包括精神分析所体现的个人化关系的强度，也不包括双人互动中彼此的特异性。我们感到，内隐关系知晓，它包括对病人和分析师之间关系的知晓，完全有可能是强烈个人化的。然而，*行动化上演*这一术语，特指成问题的临床遭遇，并不包括内隐关系知晓这一术语所包含的广度和特异性，它们彼此不能混淆。

此外，尽管我们同意多尼尔·斯特恩的观点，即"未成形的体验"与"内隐关系知晓"的概念之间存在着相似性，但是，我们想要指出的是，内隐关系知晓的概念作为关系性体验的初级（而非次级）表征形式，更具有针对性。未成形的体验这一概念并没有表述在体验成形之前的形式。相反，内隐关系知晓提出了一个关于关系性体验如何在最初得以表征的非常清晰的模型。

最后一点，对行动化上演的治疗性利用，最常被视作存在于将潜意识或被解离的（dissociated）内容呈现在意识领域，使之服务于可能的讨论，以及转化为"成形的"、或得以反思的体验（reflected-on experience）。然而，我们没有将"反思"（reflection-upon）作为内隐领域内发生的变化过程的必要组成部分。相反，我们感到，变化可以发生于互动过程自身，无论互动的形式是否成为病人与治疗师之间讨论的外显主题。

治疗中的重大时刻与微小的、"乏味的"时刻

有一种关注点认为，波士顿变化过程研究小组无法在其临床考量中包容"情感强烈的个人纠葛"（intense personal entanglement），因此，其概念最适合于心理治疗中情感不那么强烈的时刻。事实上，作为一个团队在开始我们的研究时，首先研究的就是治疗互动中特别强烈的、无法预料的"现在时刻"。然而，我们认识到，治疗行动中的大多数都发生在这种强烈的、或者说行动化上演的时刻之外。倘若如此，我们发现，重要的是阐述一种变化的模式，使之能够描述在治疗中不那么强烈的时刻发生了什么。这使得我们能够清晰地看到不确定性、无法预料性以及潜在的创造性。这不仅仅是强烈时刻的特点，也是所有治疗互动时刻的特点。这也促进我们思考治疗师和病人之间的自发性谈话所具有的固有的松散性，将之视为共同创造出来的浮现，带有巨大的治疗潜力（参见 BCPSG，2005）。

我们的观点是客观主义的吗？

我们对于认为我们的观点是"客观主义的"这种评论感到困惑。这似乎是因为我们在对意义的描述中，利用了来自动力性系统理论、认知心理学、发展心理学的概念。我们强烈地感到，为了加深我们对于关系性领域的理解，以及维持作为一个学科领域的针对性，我们必须继续与来自精神分析之外的理念展开对话。

评论者问道，这些引入的概念"到底阐明了什么我们仍然视而不见的东西？"我们要将这一问题扩展到不仅包括那些仍然处于被视而不见的治疗行动的方方面面，也要包括那些尚未能得到充分明确及领会的方面。

总之，根植于心理发展研究的新进展和新科学而获得有利的地位，使我们能够以崭新的视角来看待一些传统概念，以及形成新的概念框架。就我们

自己的情形而言，我们从涉猎其他领域而逐渐发展出来的新构想包括，精神分析理论显然需要超越认同与合并（incorporation）之外的关于关系性表征的概念，这两个概念既适用于前语言期，也适用于整个生命周期；考虑这类表征可能采取的多种形式；自发性的治疗互动所具有的"松散的"、共同创造的特性；一个引入浮现属性的动力性系统模型，这些浮现属性提供了治疗机遇；对于观察的微观分析技术的运用，将关注点带入"局部层面"；最后一点，专门针对内隐关系过程这一领域的治疗性改变模式。

第 8 章

治疗行为的内隐关系过程方法

临床和研究领域正在出现的、最引人注目的洞见之一就是，整个治疗关系的质性特征似乎是治愈的最重要、最明确的要素，远远超过任何特定的技术动作。尽管如此，我们曾经避开详细阐述关于"觉察到治疗师和病人之间的关系"作为一个整体对于疗愈发挥重要作用的全部含义。这一章，我们要描述导向这一观点及其部分潜在含义的一些途径。

现在有必要提出这样的问题，即我们如何发展出一种实用的、通行的语言，来捕捉精神分析的过程？录音带和录像带使我们对治疗的极端复杂性留下了深刻的印象，但是之前对于治疗行动的概念化并没有捕捉到这种复杂性。对于精神分析治疗过程的详细研究（Waldron 等，2004）表明，按常规贴上标签的分析性活动，即解释、澄清、面质等，若用这些来描述治疗行动，既无法描述、也不能阐明双人互动交流的复杂的多模式过程。通常的术语，例如"治疗联盟"，试图围绕着关系的总体状态展开讨论，但是几乎没有推进我们对于治疗中共同创造出来的关系场域的概念性理解。

精神分析思想背后的概念在不断变化。这一领域正在向着一整套新概念发展，其中病人和治疗师之间的关系成为治愈的中心舞台。更多的重点被置于不断浮现的动力性过程，而不是内容或治疗技术。此外，潜意识和非意识的特性被视作是不同的，并且与意识的关系也有所不同。在这篇文章里，我们的目标是提取治疗行动的关系性过程的基本元素。

关于内隐的关系性过程的基本概念

贯穿这整本书，我们已经讨论了内隐关系知晓，它是如何产生的、由哪些部分组成，以及为什么它是阐明何为治疗中必须改变的这一问题的核心。我们甚至声称，治疗的任务就是改变内隐关系知晓。当我们从这个角度来看待治疗时，就会改变之前对于治疗应当如何展开的观点。从我们与他人的互动中浮现出来的意义，是通过多种同时性渠道进行交流的，带有瞬间发生的时间机制，稍纵即逝，而且变化太快，以至于无法用语词来表述。这一多渠道对话过程就是我们对于所有关系性过程的观点的核心。参与这种对话需要互动双方彼此之间的积极协商，这样分析师和病人就可以共同工作，来来回回地找出下一步前行的方式。如果他们成功了，他们就会建立起我们所说的协调性，接下来就会导向共同创造的方向，以及更为开放、平衡和包容的关系。这并不是分析师带进来的东西，或许这算是分析师引导的一种方向，除此之外，这些都是双方互动和交流的产物。尽管在我们的思考中，诸如方向性和协调性这样的概念是崭新的，但是，我们将它们视作共同的关系性活动最基本的定向与结构化面向。

创造一个经过协调的共同方向的过程，其作用在于使病人的世界更加具有"可建立关系"性（relationable），也就是说，可以被带到与另一个人的关系中，由此产生新的关系的可能性。治疗性交流所包含的情感体验越复杂、越具有包容性，病人内部对于有效机制的感受就越强，在病人与他人及自己的关系中，更多的可能性就被允许出现。与之相伴随的是，在病人的自我体验中、以及病人与他人的关系性体验中都会被创造出更多的内在一致性。正如我们之前所阐述的，通过与他人的协调性交流，你能更好地成为你自己。

基本前提

治疗过程的动力性特征

首先，关系本身就是改变的核心力量。它既不是一种"非特异性的"（nonspecific）改变机制（参见下文），也不是为改变提供的一种"情景"（context），而是被视作可以直接产生改变的高度特异性的交流。其次，治疗师和病人的关系是一个不断进行的过程。互动双方的所有回应都会影响关系的状态。没有什么动作享有特权，即在决定关系的性质方面具有优先地位。

这种关系创造了一个双元的过程，随着关系的前行，关系被这一过程不断扩展。

治疗过程中的协调性和方向性

关系性过程是具有方向性的。它有着短期和长期的目标。在参与者之间必须有着方向的"协调性"。开始的时候，不一定能够准确获知或充分了解这些目标。但在接下来的进展中这些目标将会被发现。最初的主诉有可能从一开始就提供一个相对清晰的长期目标，但是也有可能会发生变化。与此相反，经过协调的方向性（fitted directionality）是从互动双方彼此开始发生关联这一相遇时刻中、从他们的创造性协商中浮现出来的。

这种经过协调的方向性过程必然伴随着鲜活的互动（lived interaction）的内隐层面。这些互动可能会、或者可能不会，以外显的方式即通过言语的方式被反思。这种内隐体验的过程创造出"感觉意义"（felt meanings），这是可以被经历的，也可以进一步以语词的方式展开探索，以赋予语言学和叙事意义，但也不是必须如此。所有的关系性交流都呈现出情感和意义的特征，如果我们考虑到这一特征的瞬间信号提示和多重表达渠道，就会发现治疗中大多数鲜活的体验必然永远都不会以外显的方式进行言语化或反思。

治疗过程中的松散性和创造性协商

寻找、发现、跟随一个方向的过程，涉及许多尝试性的、探索性的自发行动，这包括关联、重复、失误、误解、共享方向的破坏以及修复。我们把这一切称作互动涌流所呈现的"松散性"。考虑到去感受对话中的某个人——无论是病人还是治疗师——这件事本身的不确定性，所有这些都是这一过程所固有而不可避免的。

治疗过程中逐渐增加的包容性

创造性协商的过程会在关系场域、以及病人对关系性自体（relational self）的体验方面产生越来越多的内在一致性。这被体验为治疗双方在一起时被强化的活力感和舒适感，并且这也带来了关系范围和共享的主体间场域的进一步扩展。

治疗过程中的赋予活力

在治疗过程中感觉到我们是在沿着更为协调的互动方向前行，随之能够在治疗关系中产生更多的活力、信任和关心的感觉。它们是在关系中找到经过协调的方向这一成功的产物，而不是互动双方的一方或另一方带入关系中的特权这一属性的体现。

治愈时关系的核心地位：内隐的关系性过程及其方法和研究现状

对于动力取向心理治疗的结果导向和过程导向的研究，现在都强调关系质量对于心理治疗中积极改变的核心作用。

在动力取向心理治疗中的结果研究

在过去数十年中，精神分析的"关系"学派在数量上越来越多，其概念也显得越来越重要（参见 Aron，1991；Beebe 和 Lachmann，2002；Benjamin，1988，1995，2004；Ehrenberg，1992；Knoblauch，2000；Mitchell，1998）。这些作者将关系置于治疗过程的核心地位，其方式与古典精神分析强调移情和反移情截然不同。巴特勒（Butler）和施特鲁普（Strupp）（1986）声称，心理治疗就是为了治疗性目标而系统地使用人类的关系。

甚至在更早的时期，自从 20 世纪 50 年代以来，格式塔学派的治疗师已

经极力主张，将治疗关注点转变到"此时此地"（here and now）的来访者 -
治疗师的关系中（Perls，Hefferline，和 Goodman，1951）。萨夫兰（Safran），
米朗（Miran），和普罗斯库罗夫（Proskurov）（2008）指出，所有的技术和干
预都是关系性行动。此外，研究表明，所谓的"治疗联盟"是预测治疗结果
的强有力的指征，而且建立和维护这样的关系是至关重要的。一般来说，我
们的工作可以归入"关系"学派这一名称下，同时也略有一些差异，但是，
完全符合把关系置于核心地位这一观点。

关系学派将重点放在治疗关系上，这一点与大量的、明确将治疗行动的
焦点置于关系方面的循证性实证研究文献是吻合的。萨夫兰等（2008）赞誉
科胡特，认为他首先指出，关系的破裂和修复是治疗中重要的转变性事件。
我们还要加上一点，即发展心理学家早就了解并记录到，母婴关系的破裂和
修复过程是发展过程中的重要体验（参加第 1、4 和 5 章）。

研究结果（例如，Safran 等，2008）已经发现，广泛而多样化的治疗方
式有着相等的结果。这种相等性可以归因于"共同的"或"非特异性的"因子，
它们意味着关系是成功的重要因素。大量的这类研究工作都指向关系质量作
为整体在产生治疗性改变过程中的核心地位。

精神分析治疗的过程研究

依照完全不同的传统，而且更为接近本章所述及的方法，沃尔德伦
（Waldron）等学者（2004）已经关注于病人与分析师之间的治疗过程，这一
过程导致传统的精神分析治疗中的改变。他们一开始就注意到测量精神分析
过程的方法，而我们还要加上一点，就是描述精神分析过程的方法，在精神
分析这种干预程序被发明百年之后，分析过程仍然是个问题。他们在分析师
的干预类型和质量对于病人在接下来的分析性成果方面，展开了雄心勃勃的
研究，这一研究关注于过程，接近于我们关于治疗性改变的思考方式。

沃尔德伦等（2004）的工作始于对精神分析过程的定义，他们将之定义为病人和分析师之间特殊的互动性对话，旨在减少病人的情感冲突。（我们将这一点看作长期目标之一，也就是说，病人和分析师必须将他们的总体方向调适为指向病人的主诉。）如果分析是成功的，那么病人会传达出越来越不受限制的、越来越具有情感表达性的联想和反思。

沃尔德伦等（2004）在以磁带记录的精神分析治疗时段中，研究了核心的分析性活动（analytic activities），包括澄清、解释，以及对阻抗、移情和冲突的分析等对于深化治疗的效果。最为重要的是，对分析师的干预质量（quality of intervention）的等级划分，是基于分析师在跟随病人这方面做得有多好，以及基于干预类型的适宜性、内容的有效性，以及呈现的技巧，包括方式是否得体、对于时机的把握，以及语言的吸引力。

对于当前的关系性思考来说，毫不奇怪的是，不同类型的分析性活动的治疗效果非常有赖于这些干预质量，而这又随着分析师的不同、治疗时段的不同而有差异。因此，干预质量、而不是类型，才是最重要的，人们发现干预质量在深化病人对接下来治疗的贡献方面是最重要的因子。质量和治疗成果之间的关联可以在所评估的每一个案例中发现。

此外，接下来，病人治疗成果的深化与分析师随后的干预质量具有意义上的关联，这确认了病人和分析师在彼此贡献的质量方面存在着相互影响。他们进一步发现，分析性干预的质量并不能够固定地归结为它自身，而只能依据先前的互动情景进行某种程度的判断。

干预质量和病人的治疗成果之间有着强烈的关联，这就是沃尔德伦等（2004）开展的研究的核心发现。在对病人当下状态的调整中，选择有效的、适宜的干预，其运用时机以及得体性都是分析取得进展的最重要元素。只要分析师"在适当的时机"说出"适当的话"，那么他 / 她所做的、任何类型的贡献都是至关重要的元素。用沃尔德伦等的话来说，"我们并不质疑干预的重要性，但是就这三对要素来说，我们的确可以得出结论，即其他的核心分析性活动似乎同等重要，除非具有高质量，否则没有哪一个要素是非常有效的"（2004，p.1106）。他们也注意到，他们的发现与我们的思考方向的一致之处。"我们对于治疗质量的研究，有可能最终以波士顿变化过程研究小组的研究人员所考虑的评估要素的另一种方式呈现（BCPSG，2002；D. N. Stern 等，1998），他们正在研究从时时刻刻的互动中的有利位置——就是他们所说的'局部层面'——呈现出的改变"（p.1111）。

沃尔德伦等（2004）的工作推动我们前进到对什么导致心理治疗的改变进行概念化的一个新高度。我们被驱使去抓住关系自身的质量，而不是干预的特定类型。

什么作为精神分析中特定的疗效因子而进人关系质量？

正如我们在上文所看到的，关于心理治疗成果的大量文献指出，总体治疗关系的质量对于治疗结果来说是至关重要的。而沃尔德伦的研究发现分析师时时刻刻所做的回应的质量，是治疗性对话能否随时间流逝而深化的最具影响力的因素。因此，从理论上仔细地建立"干预质量"可能捕捉住什么这一问题的模型是非常重要的。沃尔德伦等首先对归属于高质量干预的特性列出了一份清单，其中包括跟随病人、所提供的干预具有适宜性、有效性和技巧，技巧中包含得体、时机把握和有吸引力的语言。这些要素尽管很吸引人，但是，它们仅仅是基于一个人的治疗贡献，而不是充分的双元化概念。

当从两人的观点来考虑质量的时候，评判质量的标准就发生了巨大的改变。为了转向双元层面的概念，我们感到需要新的术语，就是能够转向固有的双元模式的术语，而不是分析师驱动的影响模式。我们需要的概念还应当关注于时时刻刻的关系性交流，以及交流的同时性渠道。这样的交流所传递的首要意义并不是基于词语的符号学内容。

质量作为必然的双元性

在我们的模型中，质量指的是"关系性质量"（relational quality），并不是指治疗师这边的理论或技术的熟练程度。按照我们的观点，关系性质量必须与治疗师或病人所发出的动作或言论、在推进方向的协调性、并扩展他们之间共享的关系领域方面做得多好有关。尽管沃尔德伦等（2004）首先尝试将"质量"断定为分析师某个特定时刻的特征，但是，他们很快发现，评判质量不能脱离关系性交流的情景和当下的方向。由此就立刻重新设立了质量的语境，即质量是双元的，并且适用于双人互动这一不断进展的过程。

其次，尽管这些作者关注于治疗师的"干预"质量对于病人回应的影响，但是他们也发现，当病人回应的质量得以深化时，接下来会出现分析师做出的、更高质量的"干预"。这就指向了这一不断参与进来的过程所展现的相互性，在这个过程中，每一方都影响着方向以及对方接下来对治疗的贡献。

这种双元的关系也必须被概念化为一种不断进行的过程。治疗关系及其评估和协商在病人走进咨询室的第一天就已经开始。这些问题要么出现在病人内心世界的前景，要么出现在背景，"我能和这个人一起工作吗？我能在这里得到帮助吗？""我与他/她在一起的时候感到舒适吗？""这样的'氛围'足够好吗？"关系不断持续的进程体现在治疗的每一个时刻。所说的和所做的一切都会将关系推向前、或向后、或维持不变。

尽管早期精神分析理论家将治疗师看作是与病人分开的，目前普遍接受的观点是，并不存在"暂时离开关系"到了别处的情况，也不存在超越于关系、或者谁更深地进入另一个人的精神世界的情况。看上去在某一个时刻"暂时离开关系"，其实是另一种治疗性行动。这就是所谓的"均匀悬浮注意"。例如，如果治疗师和病人"暂时离开即刻存在的涌流"（lived flow），以便共同思考刚才在他们之间发生了什么，或者检视刚才所做的解释所涉及的范围，那么，他们去了哪里？这是两人在一起发生关联的另一种形式，一种不同的即刻存在的涌流，此刻他们并肩站在一起，共同审视"第三件"事情。这种并肩站在一起的状态，也是一种关系。

　　在治疗过程中，双方都体验到彼此之间产生了关于他们如何一起做事、以及对方是谁的感觉。我们之前把这一点看作共享的内隐关系，强调了这种关系有很多成分是永远都无法用语词来表达的，然而这些成分也是共享的内隐关系知晓的部分，它产生于共同运动的治疗双元体。为了清晰地阐释，人们只要看一下病人对分析师构建出的图画是多么丰富就可以了，而相比之下，分析师的言辞是多么朴素而克制。这样一幅丰富的画面是怎样浮现的，并不能用所谈论事情的内容来解释，因为人际交流的过程是多模式的，交流的许多同时性层面都被登记在转瞬即逝的时间片段里。任何符号学的内容都是以面部表情、重音和语调模式、以及身体性线索的形式根植于这种同时性的、多模式的"情感性评论"中，这些面部表情、重音和语调模式改变了内容本身所包含的意义。我们举一个简单的例子，治疗师能够以如此多样的、抑扬顿挫的语调来"真实地"说话，以至于意义完全取决于这种交流所伴随的"非言语"特征。"真实地"可以传递惊讶、淡漠、怀疑、轻视、或者参与其中的兴趣，这取决于这一时刻的语音语调和其他的关系性线索。对方所推断出的意义就会被调和进他／她的内隐关系知晓中。

　　这种语义学的意义对言辞中整体人际情境（interpersonal context）的依赖，就是人类交流的特征。获得一次交流中的充分的人际意义，需要对其言语性内容进行解释，而这些内容是经过语音、语调、情感的和身体性线索的调整的。解释另一个人言语表达的"真实的"意义，对于以强烈的情感和不确定性为特征的关系中的双方来说尤其重要，例如治疗关系或恋爱关系。在这类关系中，大量的时间被用来仔细觉察作为任何言语性陈述的一部分的遣词造句、时机把握、以及情感线索的微妙变化。

根据关系性过程的这种包罗万象的观点，我们不应当将特别强调的治疗性行动（例如，澄清、解释、对阻抗、移情和冲突的分析等等）与作为一个整体过程的关系分开。这些特殊的动作赋予了关系部分的独特形式。

其他研究心理治疗结果的学者也关注于干预的特定形式，以展现治疗中的关键性改变，例如，处理核心冲突关系主题（Luborsky，1976），或者关注于解释性（interpretiveness）（Gaston，1990）。同样，在这些行动中，关系并没有停止，或者被扔到墙角的壁炉里去。这些行动产生了一种彼此关联的方式，即关联的材料。对于最微小的行动来说也是如此，例如打招呼、说再见、语调的改变、姿态等等。

在精神分析圈内，存在着一种历史，就是将关系分解为各个组成部分，这是所有理论家所公认的（例如，Freud，1912/1958；Greenson，1967；Sterba，1934；Zetzel，1966）。在这些概念化中，两件事突显出来：第一，关系总是被分成两个互相促成、又互相予盾（enabling and problematic）的侧面：例如，不那么令人反感的正性移情和移情性神经症。第二，他们提到的仅仅是病人对关系的贡献，而治疗师这一边更经常被描述为"干预"。这一点微妙地反映出自弗洛伊德以来的潜在假设，即从某种程度上来说，治疗师是从外部干预某件事，而不是从双元体内部参与到一种不断持续的、多模式的贡献之中。不论是循证研究、还是关系学派，都已经走过漫漫长路，期望更正这种含义，即治疗师从关系"外部的"某个位置展开工作。我们会提出，双方都在持续地对治疗做出贡献，不论是通过声音、姿态或语词。即便治疗师在沉默，也可以将他看作是在倾听、等待轮到他／她说话、推动、克制、撤退、施加压力、等等。

现在的理论家们（例如，Safran 等，2008）通过对治疗联盟展开讨论来处理这个议题，这是一种更为熟悉的、对治疗关系的合作方面进行概念化的方式。这些作者通过对治疗联盟进行重新概念化而得出结论，即治疗联盟是"不断进展的、主体间协商的过程"。这种新的概念化相当接近我们的观点，因为我们在谈到对共同方向的协商时，将之视作治疗中时时刻刻发生着的核心进程。令人印象深刻的是，他们还引用了证据，即治疗进展到第三次到第五次之间的病人所拥有的、对治疗联盟的感受，可以预测治疗结果。按照我们的术语来说，这不是到这个时间就会充分就位的"治疗联盟"，而是对联盟的感觉，是以内隐的方式判断其协调性、或者说其可能性也就是共同工作的可能性的固有能力。

这些作者将关系断裂（rupture）作为一种相对新的概念来讨论，但是又与僵局、关系紧张、共情失败、阻抗等概念有一定的重叠。他们把断裂定义为合作性进程的紧张或断开，也就是关联的质量或交流状态的恶化。这种对于断裂的强调，潜在地强化了我们提出的、对于协调性和共享方向的协商的重视。

最常见的情形是，病人和治疗师之间的关系被概念化为"非特异性的"，因为它存在于所有的方法中，或者说至少是治疗的必要"情景"，是所有方法"共同"持有的。这种"非特异性"（nonspecificity）的观点使人们忘记了关系是治疗中最具有相互性的面向这一点。正因为如此，关系没有得到认真的研究，而重点却落在了用以区分不同学派的特定技术上。

我们的方法是将关系视为治疗的一种特殊形态，对于治疗性改变来说既是必要的，也是充分的。特定的技术性动作（例如，脱敏或梦的分析）有可能对某些病人很有助益，或者对同一个病人在特定的时期非常有帮助，但是，关系总是在那里不断前行的。我们在治疗双方之间放置了一个"真实的"关系，双方彼此以多种方式揭示他们的个人特质，而这些特质并没有被移情概念很好地捕捉到。我们将变化过程视作是通过协调性的方向以及对一种真实关系的共享体验而发生的，这包括了互动双方的过去，或者以更为熟悉的术语来表达，就是移情材料。病人带着他习惯的方式来回应他和治疗师共同创造出的"张力场域"（field of tension），随着双元体的两位成员收集关于彼此的信息、以及能够共同做些什么的信息，关系得以前行。

从某种意义上来说，经典精神分析观点和我们的观点在关系是改变的必要条件这一点上是一致的。然而，我们的不同之处在于，这是否是一个充分条件。持古典观念的分析师坚持认为，关系应当得到解释，并且带到意识层面，这样才能成为改变的充分条件。我们的观点不是这样的。我们认为，关系本身就是带来改变的一个充分条件。

根据我们的观点，分析师会选择对什么加以评论、忽略什么，什么内容值得关注，分析师通过这些动作，以及做这些的动作方式，对创造一个共同方向做出了真实的贡献，也揭示了他/她自己"真实的"一面。

质量作为对方向性和协调性的参与性寻找

提到治疗师和病人对治疗的贡献不得不提他们为了寻找方向协调性（directional fittedness）所付出的时间和努力、及这样做的重要性——这就是发挥作用的方面。这些质量必须被对方感受到。人们可以在对"使之尽可能适当"的这种执著和愿望中看到这些质量。这一点体现为协调性断裂时（焦虑、失望、挫折等某种程度的混杂）的紧张状态，也体现为达成修复时的松弛和活力再现。这些努力的确需要治疗师在关系中从情感方面的参与达到足够的程度（参见下文），而这种参与是可以感知到的。我们的观点并不是暗指这可以由病人或治疗师以外显的方式加以理解，这通常是内隐的。

对于这种寻找所付出的时间、努力及重要性的强调是基于这样的概念，即关系性质量既不是通常意义上的治疗师一方的理论的熟练性，也不是技术的熟练性。相反，根据我们在这里详细描述的观点，关系性质量必须与治疗师或病人一方的一个动作或一句陈述在多大程度上增进了方向协调性，并扩展了共享的关系场域相关。沃尔德伦等（2004）也发现，当病人回应的质量深化时，接下来分析师会做出更高质量的"干预"。在阅读沃尔德伦等（2004）的著作时，我们认为，临床评估者会将分析师把握和深化治疗双方在前几次治疗时段中形成的多层面、交互的方向性这一努力，看作是高质量的贡献。这一质量不能由贡献本身来评判，只能通过这种贡献如何与之前所出现的、以及接下来将要出现的事情产生关联来评判。

协调一致的复杂过程需要互动双方彼此之间积极的协商，这样分析师和病人就能够共同工作，来来回回地寻找方向和适合性（fit）。这些努力或许击中目标、或许错失目标。寻找协调性也可以是一个平淡无奇的过程，记住这一点很有用，尽管这个过程也需要耗费时间和精力。达成协调性的企图包含了外显和内隐的所有复杂组合，正是这些构成了彼此之间的交流。

作为一种寻找适合性和协调性（fit and fittedness）的不断持续、平淡无奇的过程的一个示范，我们从默顿·吉尔（Merton Gill）（1972）所做的分析性治疗录音中摘选了两小段，在得到精神分析研究协会（Psychoanalytic Research Consortium）的许可后转载于此。第一段摘自第一个小时的治疗。显然这里有着丰富的动力学材料，我们无法在此详述，因为这不是本章所关注的内容。

病人：我……我有点紧张。

治疗师：嗯，我看出来你是这样的，不过你放松就好了，告诉我一点关于你自己的事。

病人：唔——好吧，我不知道肯尼（Kenny）都告诉了你一些什么。

治疗师：非常少。

病人：非常少。好的。我结婚了。我有两个孩子，我不工作。我是家庭主妇——但这也是一种工作。

治疗师：是的，我知道这是的。

病人：唔——想要切入正题，知道最要紧的问题是什么吗？

一个即刻的方向在此产生了，在处理了病人的紧张之后。分析师的回应是简练的，但却是温暖的、接纳的、试图使病人感觉放松。他所传递的信息是，他认可作为母亲／家庭主妇就是在工作，这不会被贬低。他似乎在暗示，你可以跟我聊聊，你是安全的，我不会轻视你。

到第四次治疗的时候，在接下来的引文中，可以看到这两个人在摸索、在试验，病人寻求澄清，而分析师以内隐的方式给了她一种与他在一起的方式及感觉。

治疗师：我想——嗯——我想可能你也有点儿想要我知道，这对你来说是不熟悉的、不寻常的、和非常新的情形，你也有点儿想让我知道，我应当有点儿耐心，给你时间来——来适应这些。就是知道该怎么做。你可能担心，我会期待你第一时间就投入，完全正确地做每件事，诸如此类。

病人：嗯，我猜这就回到我们曾经讨论过的东西了，唔——哎呀，我的记性（大笑）我忘了。你在说话的时候，我想到一些事，然后——然后我就忘了（叹气）。我要再开始吃维生素片了。嗯，这就像，嗯，我不想要你对我不抱希望，你知道，就是这样的。

治疗师：哦，是的，这比我讲得更好。

分析师传达出他没必要总是对的，做个老板。他欢迎病人作为一个全然的参与者和共同领导者，他促进了病人在进展方面的自主性和自由度。用这样的话语，他向她表明，她有能力表达她自己，而他是认可这个她自己的。

过了一会儿，在两个人共同对一个梦做了工作之后，病人开始回忆起两件小事，她父亲称赞了她，这是很罕见的。

治疗师：而这些事情发生得如此之少，以至于它们在你的记忆中如此突显。

病人：是的。而大多数其他的事情都是我不想说、或者提出来讨论的话题，因为，嗯，我不想用那样的方式谈论我父亲，你知道，这就是——我猜，我如此尊敬他。那是一件大事情，他们习惯于喋喋不休地说这样的话，"尊重你的父母"、"尊重、尊重"，就是，唔，就是不谈论他们。嗯，以一种我认为他们伤害了我、或者做了什么错事这样的方式，对他们来说，会是不尊重他们，或许这就是为什么我有点儿不想来这里的原因——不想用不好的方式谈论我妈妈或我爸爸。（停顿）这，唔——这会伤害到。

治疗师：是的。我想这甚至可能与这个梦有一些关系——就是说，嗯，你有一种感觉，如果你开始自由地谈论，你可能会说出真正可怕的事情，这就太糟了。

病人：嗯——有很多——就像我告诉尼克（Nick）的那样，我甚至还没有告诉你。唔，这真是可怕的事——但是对我是好事。嗯——哦（叹气）。尼克和我直到埃里卡（Ericka）都差不多一岁半的时候才结婚——我已经——我怀孕了，尼克和我正准备结婚，然后他突然决定他不能这么做，他逃走了，我就全靠自己，我与父母住在家里……

在这里我们看到，协调性的建立导致病人的内心世界摆脱了压制，加强了自发性。她感到分析师与她是合拍的，她就振作了决心，提出了令人感到羞耻的、她未婚先孕的话题。

面质或提示一个错位或差异，也包括在寻找适合性的动作之中。霍布森描述了一次与一位年轻男子的摄入性会谈，这位年轻人"似乎向我传递了我在帮助他方面有多么成功，而所有其他人在这一点上都失败了。然而，我却感到他对于我究竟能在多大程度上帮助他并不感兴趣。例如，他不停地说了十分钟的话，他似乎对我对他的故事的观点毫无兴趣……最后，我打算打断……就说：'我想知道我是否能打断你停在这里一会儿。一开始，你对我说话的样子就好像我曾经对你非常有帮助，好像你对我以及我所能提供的东西很有信心……但是，现在我想知道正在发生的到底是什么'"（2002，p.23）。

霍布森注意到正在说的话和上演的事情（我对你有信心，但是对你要说的话没兴趣）之间的不一致，他也表达了自己所感受到的东西。他自己的插入是一种调整交流的方式，这是基于他对意图的分析。尽管他正在面质他的病人，我们还是将之视作服务于寻找一个更为协调性的方向。他继续写道，"就在这个时候，病人看上去愣住了，然后他大声说：'你要我诚实是不是？'我说是，我想要他诚实"（2002，p.23）。

霍布森写道，"我们在这一时刻并不彼此协调，"他用这种方式暗示出，他想要建立一个更为协调的方向，他试图用这种方式带来主体间场域的改变。

在这里最为相关的是，上文引用的两位分析师在致力于方向协调性方面花费了多少时间和精力。为了达到这样的协调性，互动双方必须不断地试图把握对方的意图方向，同样，这不一定是觉察得到的东西。必须在许多同时性层面和延时性层面关注方向的协调性。我们并不是趋向于对这种多重层面进行所有的全面的描述。只是协调性正是在这些多重层面之间由互动双方，包括病人和治疗师，不断进行监控的。这些适合性的层面的一些已经进入我们的头脑中，例如：对治疗师来说，有许多可以描述的适合性的层面。这些可以包括，适合于病人刚刚做出的对治疗的贡献；适合于病人自相矛盾的、同时出现的情感状态；适合于病人治疗最终想要去的方向；适合于双方感觉到的能够容忍的改变的速度和幅度；适合于病人的敏感性和自尊；适合于病人和治疗师的人格特质和气质禀性。几乎不需要改变多少，这些层面的适合性也就可以视作从病人这一方朝向治疗师那一方所贡献的。

我们已经谈到共享的方向性作为识别过程的主体性面向（第三章和第五章），也就是说，双方对达成了共享的主体间适合性这一点的领悟。

质量作为对松散性和不确定性的创造性协商

考虑到在任何给定的时刻互动双方的体验所具有的多重层面，以及互动双方的交流正在持续发生的多重层面，那么，任何两个主体性之间的协调一致必然需要大量的协商、解疑、来自很多感觉通道的反馈、以及错失的机会。不确定性是这一过程无可回避的伴随性产物，同时也产生了不可避免的松散性。治疗师领悟和参与到这种模糊的、流动的、以及负载着情感的情境的能力，必须被病人感受到，反之亦然，这种能力对于治疗的结果是至关重要的。

双元体如何达到"高质量"交流所需的参与程度，这一问题非常重要，这样的交流使治疗材料得以深化。似乎分析师和病人正在将他们在一起的相互体验中的多样化元素带入到更为复杂的协调性形式中。这种具有高质量的协调性的交流，其最强烈的时刻也就是我们的术语"相遇时刻"，我们将之视作最经常构筑于之前的创造性协商、断裂、以及修复的过程，这一过程本质上是松散的和不确定的。

尽管大多数治疗方面的文献都关注于断裂或相遇这样的情感高强度时刻，然而，大多数的治疗工作并不是这种类型的，但是对于工作的进展和成功来说，这却是同等重要，或者说更为重要的。不那么戏剧性的治疗时刻的质量是什么呢？我们看到质量存在于治疗双方接下来何去何从的对于方向性寻找的试验和尝试之中。这就需要从更高的层面意识到，为何这一过程对治疗是至关重要的。

温尼科特（1958）谈到父母对于婴儿的回应中出现的"一定程度的不精确性"（a degree of inexactness）时，将之视作婴儿心理发展进程的重要前提条件，这是为了引入现实和挫折，这样婴儿就需要进行工作，工作后才能被父母理解。觉察到不精确性并理解其重要性，对治疗师来说同样重要，这样治疗师就不会排除了解另一个心灵所必需的不确定性。那些成为解释对方心灵的工具的框架，导致治疗师关闭了其接近病人的开放性。

正是这种对于过程不确定性的开放态度和觉察，才是具有治疗性的，因为这是作为一种尊重对方主体性的进展方式而被传递给病人的。它以内隐的方式将治疗师对心灵所呈现的复杂性的觉察传递给病人。开放性必须成为两个独立的主体寻找交流和分享彼此的方式的一部分，这是治疗中情感成长的必要前提条件。

质量作为关系场域内不断增长的包容性

精神分析总是倾向于将尽可能多的精神过程带入到自由联想的模式里，在这里前意识材料得以意识化和言语化。我们现在要从互动双方的视角来重新设定这一概念。一个人的体验越多地与一个具有回应性的他人进行分享，这个人的思想和感受就越多地被体验为具有人性的和"可建立关系"的，也就是说，这些思想和感受能够被这个人与他人的关系所容纳，也就能够被这个人与他自己的关系所容纳。意义与体验的分享将羞耻、内疚以及偏离常态的体验转变成人性共同（joint humanity）的表达。这样就将一个人主观的精神生活转变为可接受的和可忍受的东西，可以被这个人与其重要他人的交流所包容。

我们将这种对话的范围的扩展，视作产生于治疗过程中协调一致的一个个小步骤中，这些小步骤是通过时时刻刻进行协商所达成的。一次交流能够在多大程度上成功地围绕负载着情感的材料出现，取决于互动双方采取的一个个小步骤，为了病人的自我意象和聚合感，能够在多大程度上朝向更具有动力性输入的参与性议题。在治疗中就涉猎广泛的对话进行不断协商的过程，是一种将病人的困难感受和生活经历的更多面向带入到与治疗师的交流中的过程，这一过程也是带有方向和协调性的治疗的特征。我们并不是从病人不断增加对动力性冲突的自我觉察这一视角来看待这一过程的，而是从病人能够以与从前不同的方式参与到重要的关系中这一视角来看待的。

因此，得到扩展的包容性指的是，病人的体验有多少可以被包容到治疗关系中，与另一个人分享，是一种使体验尽可能人性化的方式。与其说分享是关于内容的表达，倒不如说是关于如何与另一个人展开对话，关于如何有效地在关系中交流饱含情感的材料。从治疗师这一方来说，这就包括治疗师愿意使用其主体性、生活经历、以及个人特质的广泛而又恰当的领域。

关于质量的产物的言论

桑德（个人交流，1999 年 7 月 28 日）已经注意到，协调一致的一个结果就是赋予活力，这能够被双方体验到，接下来产生更为强烈的、彼此喜欢对方的感觉。赋予活力的作用是成为一种方向性元素，因为它鼓励了这两个人重复这些在一起的、能产生这种内在体验的方式，因而成为双元质量的一个特征。

　　类似地，信任程度的提升可以视作跟随着一种强烈的感受，即这种关系质量存在着，并且将继续存在下去。当其出现时，病人就会不断地将困难的感受和体验关系化。这不仅仅是对着一个听众将其言语化，以便于病人和分析师进行反思，从而进行解释性的解读，而是以可以感受到的情感的方式将之带入不断演变的关系之中——深化每一方对另一方的探索。

摘要

　　归纳起来，我们提出了一种概念框架的转变，即治疗性改变取决于分析师的干预质量这一概念。我们从双元的视角展开工作，在关系模型（relational model）之内重新定义质量的概念，这一模型强调了双人互动的过程的特征。从这一有利视角，我们将心理治疗的质量定位于对方向性和协调性的参与性寻找之中，定位于对松散性和不确定性的创造性协商之中，以及定位于对增进能够被带入治疗关系的、负载着情感的体验的广度的努力之中。就这些双元过程得以实现的范围而言，我们期待在治疗关系中看到信任感的浮现和活力的相互赋予。这些动力性过程，一旦运作起来，就会朝向病人使其体验"关系化"的能力越来越具有整合性、内在一致性、流畅性的方向前行，也就是说，在与他人的有意义的交流中，以平衡的方式被自己及他人的感觉和方向所指引。

参考文献

Ainsworth, M., Blehar, M., Waters, E., & Wall, S. (1978). *Patterns of attachment*. Hillsdale, NJ: Erlbaum.

Aron, L. (1991). The patient's experience of the analyst's subjectivity. *Psychoanalytic Dialogues, 1*, 29-51.

Atwood, G., & Stolorow, R. (1984). *Structures of subjectivity*. Hillsdale, NJ: Analytic Press.

Bahktin, M. (1981). *The Dialogic Imagination*. Austin: University of Texas Press.

Baricco, A. (2002). *Lands of glass* (A. Goldstein, Trans.). London: Penguin.

Basch, M. (1975). Toward a theory that encompasses depression. In E. J. Anthony & T. Benedek (Eds.), *Depression and human existence* (pp. 485-534). Boston: Little, Brown.

Bateman, A., & Fonagy, P. (2004). *Psychotherapy for borderline personality disorder*: *Mentalization-based treatment*. Oxford, UK: Oxford University Press.

Beebe, B., Jaffe, J., Lachmann, F., Feldstein, S., Crown, C., & Jasnow, M. (2000). Systems models in development and psychoanalysis: The case of vocal rhythm coordination and attachment. *Infant Mental Health Journal, 21* (1), 99-122.

Beebe, B., & Lachmann, F. (1988). The contribution of mother-infant mutual influence to the origins of self and object representations. *Psychoanalytic Psychology, 5*, 305-337.

Beebe, B., & Lachmann, F. (1994). Representation and internalization in infancy: Three principles of salience. *Psychoanalytic Psychology, 11*, 127-165.

Beebe, B., & Lachmann, F. (2002). *Infant research and adult treatment*: *Coconstructing interactions*. Hillsdale, NJ: Analytic Press.

Beebe, B., & Stern, D. (1977). Engagement-disengagement and early object experiences. In M. Freedman & S. Grand (Eds.), *Communicative structures and psychic structures* (pp. 35-55). New York: Plenum Press.

Benjamin, J. (1988). *The bonds of love*: *Psychoanalysis, feminism, and the problem of domination*. New York: Random House.

Benjamin, J. (1995a). *Like subjects, love objects*. New Haven, CT: Yale University Press.

Benjamin, J. (1990). Recognition and destruction: An outline of intersubjec-tivity. In: *Relational Psychoanalysis*: *The Emergence of a Tradition*, S. A. Mitchell & L. Aron, eds. The Analytic Press: Hillsdale, NJ, pps 193-200.

Benjamin, J. (2004). Beyond doer and done-to: An intersubjective view of thirdness. *Psychoanalytic Quarterly, 73*, 5-46.

Bollas, C. (1987). *The shadow of the object*: *Psychoanalysis of the unthought known*. New York: Columbia University Press.

Boston Change Process Study Group. (1998a). Report 1. Non-interpretive mechanisms in psychoanalytic therapy: The "something more" than interpre-tation. *International Journal of Psychoanalysis, 79*, 908-21. (see Stern et al., 1998, below).

Boston Change Process Study Group. (1998b). Report 2. Interventions that effect change in psychotherapy: A model based on infant research. *Infant Mental Health Journal, 19*, 277-353. (see Tronick et al., 1998a below).

Boston Change Process Study Group. (2002). Report 3. Explicating the implicit: The local level and the microprocess of change in the analytic situation. *International Journal of Psychoanalysis, 83*, 1051-1062.

Boston Change Process Study Group. (2005a). The something more than interpretation revisited: Sloppiness and co-creativity in the psychoanalytic en-counter. *Journal of the American Psychoanalytic Association, 53* (3), 693-729.

Boston Change Process Study Group. (2005b). Response to commentaries. *Journal of the American Psychoanalytic Association, 53* (3), 761-769.

Boston Change Process Study Group. (2007). The foundational level of psychodynamic meaning: Implicit process in relation to conflict, defense, and the dynamic unconscious. *International Journal of Psychoanalysis, 88*, 843-860.

Boston Change Process Study Group. (2008). Forms of relational meaning: Issues in the relations between the implicit and reflective / verbal domains. *Psychoanalytic Dialogues, 18*, 125-148.

Bowlby, J. (1973). *Attachment and loss*: *Vol. 4. Separation.* New York: Basic Books.

Braten, S. (1998). Infant learning by altero-centric participation: The reverse of egocentric observation in autism. In S. Braten (Ed.), *Intersubjective communi-cation and emotion in early ontogeny* (pp. 105-124). Cambridge, UK: Cambridge University Press.

Bruschweiler-Stern, N., Harrison, A., Lyons-Ruth, K., Morgan, A., Nahum, J., Sander, L., Stern, D. N., & Tronick, E. Z. (1998) Reflections on the process of psychotherapeutic change as applied to medical situations. *Infant Mental Health Journal, 19, 320-323.*

Brentano, F. (1973). Psychology from an empirical standpoint. London: Routledge & Kegan Paul. (Original work published 1874)

Bretherton, I. (1988). Open communication and internal working models: Their role in the development of attachment relationships. In R. Thompson (Ed.), *Nebraska symposium on motivation*: *Socio-emotional development* (pp. 57-113). Lincoln: University of Nebraska Press.

Bruner, J. (1986). *Actual minds, possible worlds.* Cambridge, MA: Harvard University Press.

Bruner, J. (1990). *Acts of meaning.* New York: Basic Books.

Bruner, J. (2002). *Making stories*: *Law, literature, life.* New York: Farrar, Strauss, and Giroux.

Butler, S., & Strupp, H. (1986). Specific and non-specific factors in psychotherapy: A problematic paradigm for psychotherapy research. *Psychotherapy 23,* 30-39.

Carpenter, M., Akhtar, N., & Tomasello, M. (1998). Fourteen-through 18-month-old infants differentially imitate intentional and accidental actions. *Infant Behavior and Development, 21*,

315-30.

Claparede, E. (1951). Recognition and "me-ness." In D. Rapaport (Ed.), *Organization and pathology of thought* (pp. 58-75). New York: Columbia University Press. (Original work published 1911).

Clark, A. (1997). *Being there: Putting brain, body, and world together again.* Cambridge. MA: MIT Press.

Clyman, R. (1991). The procedural organization of emotions: A contributionfrom cognitive science to the psychoanalytic theory of therapeutic action. *Journal of the American Psychoanalytic Association, 39,* 349-381.

Damasio, A. (1994). *Descartes' error: Emotion, reason, and the human brain.* New York: Grosset / Putnam.

Damasio, A. (1999). *The feeling of what happens: Body and emotion in the making of conseiousness.* New York: Harcourt Brace.

Decety, J., & Chaminade, T. (2003). When the self represents the other: A new cognitive neuroscience view on psychological identification. *Consciousness and Cognition, 12,* 577-596.

Derrida, J. (1967). *L'écriture et la différence.* Paris: Editions du Seuil.

Dilthey, W. (1976). *Selected writings* (H. P. Rickmen, Ed.). Cambridge: Cam-bridge University Press.

Edelman, G. (1987). *Neural Darwinism.* New York: Basic Books.

Edelman, G. (1992). *Bright air, brilliant fire.* New York: Basic Books.

Ehrenberg, D. (1992). *The intimate edge.* New York: Norton.

Erikson, E. (1950). *Childhood and society.* New York: Norton.

Feldman, C., & Kalmar, D. (1996). Autobiography and fiction as modes of thought. In D. Olson & N. Torrence (Eds.), *Modes of thought: Explorations in culture and cognition* (pp. 106-122). Cambridge, UK: Cambridge University Press.

Fenichel, O. (1941). *Problems of psychoanalytic technique.* New York: Psychoanalytic Quarterly.

Ferenczi, S., & Rank, O. (1924). *The development of psychoanalysis.* Madison, CT: International Universities Press, 1986.

Fivaz-Depeursinge, E. & Corboz-Warnery, A. (1995). Triangulation in rela-tionships. *The Signal, 3* (2), 1-6.

Fivaz, E., Fivaz, R., & Kaufmann, L. (1979). Therapy of psychotic transaction families: An evolutionary paradigm. In C. Muller (Ed.), *Psychotherapy of schizophrenia.* Amsterdam: Excerpta Medica.

Fivaz-Depeursinge, E., Fivaz, R. & Kaufmann, L. (1982). Encadrement du développment, le point de vue systemique. Fonctions pédagogique, parentale, thérapeutique. Cahiers critique de thérapie familiale et de practiques de réseaux, 4-5, 63-74.

Fivaz, R. (1996). Ergodic theory of communication. *Systems Research 13,* 127-144.

Fonagy, P. (1991). Thinking about thinking. Some clinical and theoreticalconsiderations in the treatment of the borderline patient. *International Journal of Psychoanalysis, 72,* 639-656.

Fosshage, J. (2005). The explicit and implicit domains in psychoanalytic change. *Psychoanalytic Inquiry, 25* (4), 516-539.

Freeman. W. (1995). *Societies of brains*: *A study in the neuroscience of love and hate.* Hillsdale, NJ: Erlbaum.

Freeman, W. (1999). *How brains make up their minds.* London: Weidenfeld and Johnson.

Freud, S. (1958). The dynamics of transference. In J. Strachey (Ed. & Trans.), *The standard edition of the complete psychological works of Sigmund Freud* (Vol. XII, pp. 97-108) London: Hogarth Press. (Original work published 1912)

Freud, S. (1958. Project for a scientific psychology. In J. Strachey (Ed. & Trans.), *The standard edition of the complete psychological works of Sigmund Freud* (Vo1. 3, p. 108). London: Hogarth Press. (Original work published 1895)

Gallese, V. (2001). The "shared manifoId" hypothesis: From mirror neurons to empathy. *J ournal of Consciousness Studies, 8* (5-7), 33-50.

Gaston, L. (1990). The concept of the alliance and its role in psychotherapy: Theoretical and empirical considerations. *Psychotherapy, 27*, 143-153.

Gergely, G., & Csibra, G. (1997). Teleological reasoning in infancy: The infant's naive theory of rational action. A reply to Premack and Premack. *Cogni-tion, 63*, 227-233.

Gergely, G., Nadsasdy, Z., Csibra, G., & Biro, S. (1995). Taking the intentional stance at 12 months of age. *Cognition, 56*, 165-193.

Gergely, G., & Watson, J. (1999). Early social-emotional development: Contingency, perception, and the social biofeedback model. In P. Rochat (Ed.), *Earlysociaf cognition* (pp. 101-136). Hillsdale, NJ: Erlbaum.

Gianino, A., & Tronick, E. (1988). The mutual regulation model: The infant's self and interactive regulation. Coping and defense capacities. In T. M. Field, P. M. McCabe, & N. Schneiderman (Eds.), *Stress and coping across development* (pp. 47-68). Hillsdale, NJ: Erlbaum.

Gill, M. (1994). *Psychoanalysis in transition.* Hillsdale, NJ: Analytic Press.

Goldin. Meadow, S. (2003). *Hearing gesture*: *How our hands help us think.* Cambridge, MA: Harvard University Press.

Gopnik, A., & Meltzoff, A. (1998). *Words, thoughts and theories.* Cambridge, MA: MIT Press.

Greenberg, J. (1996). Psychoanalytic words and psychoanalytic acts. *Con-temporary Psychoanalysis, 32*, 195-213.

Greenson, R. (1967). *The technique and practice of psychoanalysis*: *Vol. 1.* NewYork: International Universities Press.

Guntrip, H. (1975). My experience of analysis with Fairbairn and Winnicott. *International Journal of Psychoanalysis 2*, 145-156.

Harrison, A., Bruschweiler-Stern, N., Lyons-Ruth, K., Morgan. A., Nahum, J., Sander, L., Stern, D. N., & Tronick, E. Z. (1998). The case of sophie. *Infant Mental Health Journal, 19*, 309-314.

Harrison, A. (2001, May 1). *Setting up the doll's house.* Beata Rank lecture presented at the

Boston Psychoanalytic Society, Boston, MA.

Hartmann, H. (1958). (Original work published 1939) *Ego psychology and the problem of adaptation*. International Universities Press: New York

Heidegger, M. (1982). *On the way to language*. New York: Harper & Row.

Hertsgaard, L., Gunnar, M., Erickson, M., & Nachmias, M. (1995). Adrenocortical response to the strange situation in infants with disorganized / disoriented attachment relationships. *Child Development, 66*, 1100-1106.

Hobson, P. (2002). *The cradle of thought*. Oxford, UK: Oxford University Press.

Hoffman, I. (1998). *Ritual and spontaneity in the psychoanalytic process*: *A dialectical constructivist view*. Hillsdale, NJ: Analytic Press.

House, J. & Portuges, S. (2005). Relational Knowing, Memory, Symbolization, and Language: Commentary on the Boston Change Process Study Group. *Journal of the American Psychoanalytic Association*, 53 (3), 731-744.

Husserl, E. (1962). *Ideas pertaining to a pure phenomenology and to a phenomenological philosophy*: *First book. General introduction to pure phenomenology* (B. Gibson, Trans.). New York: Coilier.

Husserl, E. (1989). *Ideas pertaining to a pure phenomenology and to a phenomenological philosophy. Second book*: *Studies in the phenomenology of constitution* (R. Roicewicz & A. Schuwer, Trans.). Dordrecht, Netherlands: Kluwer Academic Publishers. (Original work published 1930)

Jacoby, L., & Dallas, M. (1981). On the relationship between autobiographi-cal memory and perceptual learning. *Journal of Experimental Psychology*: *General, 110.* 300-324.

Jaffe, J., Beebe, B., Feldstein, S., Crown, C., & Jasnow, M. (2001). Rhythms of dialogue in infancy. *Monographs of the Society for Research in Child Development, 265* (66, Serial No. 2).

James, T., & Gautier, I. (2003). Auditory and action semantic features acti-vate sensory-specific perceptual brain regions. *Current Biology, 13*, 1792-1796.

Kandel, E. (1999). Biology and the future of psychoanalysis: A new intellectual framework for psychiatry revisited. *American Journal of Psychiatry, 156* (4), 505-523.

Kihlstrom, J., & Cantor, N. (1983). Mental representations of the self. In L. Berkowitz (Ed.), *Advances in experimental social psychology* (Vol. 17, pp. 1-47). San Diego, CA: Academic Press.

Knoblauch, S. (2000). *The musical edge of therapeutic dialogue*. Hillsdale, NJ: Analytic Press.

Knoblauch, S. (2005). Body rhythms and the unconscious. *Psychoanalytic Dialogues, 15* (6), 807-827.

Knowlton, B., Ramus, S., & Squire, L. (1992). Dissociation of classification learning and explicit memory for specific instances. *Psychological Science, 3*, 172-179.

Kohut, H. (1984). *How does analysis cure?* Chicago: University of Chicago Press.

Lacan, J. (1977). *Ecrits, a selection*. New York: Norton.

Lachmann, F., & Beebe, B. (1996). Three principles of salience in the patientanalyst interaction. *Psychoanalytic Psychology, 13*, 1-22.

Lakoff, G., & Johnson, M. (1980). *Philosophy in the flesh.* New York: Basic Books.

LaPlanche, J., & Pontalis, J. (1988). *The language of psychoanalysis* (D. Nicholson-Smith, Trans.). London: The Institute of Psychoanalysis and Karnac Books. (Original work published 1967)

Le Doux, J. (1996). *The emotional brain.* New York: Touchstone.

Lewicki, P., Hill, T., & Czyzewska, M. (1992). Non-conscious acquisition of information. *American Psychologist, 47,* 796-801.

Lichtenberg, J. (1983). *Psychoanalysis and infant research.* Hillsdale, NJ: Analytic Press.

Litowitz, B. (2005). When something more is less: Comments on the Boston Change Process Study Group. *Journal of the American Psychoanalytic Association, 53* (3), 751-759.

Loewald, H. (1971). The transference neurosis: Comments on the concept and the phenomenon. *Journal of the American Psychoanalytic Association, 19,* 54-66.

Luborsky, L. (1976). Helping alliances in psychotherapy. In J. L. Clanghorn (Ed.), *Successful psychotherapy* (pp. 92-116). New York: Brunner / Mazel.

Lyons-Ruth, K. (1991). Rapprochement or approchement: Mahler's theory reconsidered from the vantage point of recent research on early attachment relationships. *Psychoanalytic Psychology, 8,* 1-23.

Lyons-Ruth, K. (1998). Implicit relational knowing: Its role in developmentand psychoanalytic treatment. *Infant Mentaf Health Journal, 19* (3), 282-289.

Lyons-Ruth, K. (1999). The two-person unconscious: Intersubjective dia-logue, enactive relational representation, and the emergence of new forms of relational organization. *Psychoanalytic Inquiry, 19* (4), 576-617.

Lyons-Ruth, K. (2000). "I sense that you sense that I sense. . . " : Sander's recognition process and the specificity of relational moves in the Psychotherapeutic setting. *Infant Mental Health Journal, 21* (1), 85-98.

Lyons-Ruth, K. (2003). Dissociation and the parent-infant dialogue. *Journal of the American Psychoanalytic Association, 51* (3), 883-911.

Lyons-Ruth, K., Bruschweiler-Stern. N., Harrison, A., Nahum, J., Sander, L., Stern, D., et al. (1998a). Implicit relational knowing: Its role in developmentand psychoanalytic treatment. *Infant Mentaf Health Journal, 19,* 282-289.

Lyons-Ruth, K., Connell, D., Zoll, D., & Stahl, J. (1987) Infants at social risk: Relationships among infant maltreatment, maternal behavior, and infant attachment behavior. *Developmental Psychology, 23,* 223-232.

Lyons-Ruth, K., & Jacobvitz, D. (1999). Attachment disorganization: Unresolved loss, relational violence, and lapses in behavioral and attentional strategies. In J. Cassidy & P. Shaver (Eds.), *Handbook of attachment theory and research* (pp. 520-554). New York: Guilford Press.

Lyons-Ruth, K., & Zeanah, C. (1993). The family context of infant mental health. Part I: Affective development in the primary caregiving relationship. In C. Zeanah (Ed.), *Handbook of infant mental health* (pp. 14-37). New York: Guilford Press.

Main, M., Kaplan, N., & Cassidy, J. (1985). Security in infancy, childhood and adulthood:

A move to the level of representation. In I. Bretherton & E. Waters (Eds.), *Growing points of attachment theory and research. Monograph of the So-ciety for Research in Child Development, 50* (1-2, Serial No. 209), 66-104.

Main, M., Tomasini, L., & Tolan, W. (1979). Differences among mothers of infants judged to differ in security, of attachment. *Developmental Psychology, 15*, 472-473.

Malatesta, C., Culver, C., Tesman, J., & Shepard, B. (1989). The development of emotion expression during the first two years of life. *Monograph of the Society for Research in Child Development, 54* (1-2, Serial No. 219).

Martin, L., Spicer, D., Lewis, M., Gluck, J., & Cork, L. (1991). Social deprivation of infant Rhesus monkeys alters the chemoarchitecture of the brain: I. Subcortical Regions. *Journal of Neuroscience, 11*, 3344-3358.

Maturana, H., & Varela, F. (1980). *The tree of knowledge.* Boston: Shambhala.

Maturana, H., & Varela, F (1987). *The tree of knowledge*: *The biological roots of human understanding.* Boston: New Science Library.

Mayes, L. (2005). Something is different but what or why is unclear: Commentary on the Boston Change Process Study Group. *Journal of the American Psychoanalytic Association, 53* (3), 746-750.

McNeill, D. (2005). *Gesture and thought.* Chicago: University of Chicago Press.

Meltzoff, A. (1995). Understanding the intentions of others: Re-enactment of intended acts by 18-month-old children. *Developmental Psychology, 31*, 838-850.

Meltzoff, A., & Gopnik, A. (1993). The role of imitation in understanding persons and developing a theory of mind. In S. Baron-Cohen, H. Tager-Flusberg, & D. J. Cohen (Eds.), *Understanding other minds*: *Perspectives from autism* (pp. 335-366). New York: Oxford University Press.

Merleau Ponty, M. (1962). *Phenomenology of perception* (C. Smith, Trans.). New York: Humanities Press. (Original work published 1945)

Merleau-Ponty, M. (1968). *The visible and the invisible* (C. Lefort, Ed., A. Lingis, Trans.). Evanston, IL: Northwestern University Press (Original work published 1964)

Mitchell, S. (1993). *Hope and dread in psychoanalysis.* New York: Basic Books.

Mitchell, S. (1997). *Influence and autonomy in psychoanalysis.* Hillsdale, NJ: Analytic Press.

Mitchell, S. (1998). The analyst's knowledge and authority. *Psychoanalytic Quarterly, 67*, 1-31.

Modell, A. (2003). *Imagination and the meaningful brain.* Cambridge, MA: MIT Press.

Morgan, A., Bruschweiler-Sternt N., Harrison, A., Lyons-Ruth, K., Nahum, J., Sander, L., Stern, D. N., & Tronick, E. Z. (1998). Moving along to things left undone. *Infant Mental Health Journal, 19,*

Nahum, J. (1994). New theoretical vistas in psychoanalysis: Louis Sander's theory of early development. *Psychoanalytic Psychology, 11* (1), 1-19.

Nahum, J., Harrison, A., Lyons-Rutht, K., Morgan, A., Sander, L., Stern, D. N., & Tronick,

E. (1998). Case illustration: Moving along. . . and, is change gradual or sudden? *Infant Mental Health Journal, 19* (3), 315-319.

Nahum, J. (2000). An overview of Louis Sander's contribution to the field of mental health. *Infant Mentaf Health Journal, 21* (1-2), 29-41.

Natorp, P. (1912). *Allgemeine psychologie*. Tubingen, Germany: J. C. B. Mohr.

Ogawa, J., Sroufe, L., Weinfield, N., Carlson, E., & Egeland, B. (1997). Devel-opment and the fragmented self: Longitudinal study of dissociative symptomatology in a nonclinical sample. *Development and Psychopathology, 9*, 855-879.

Ogden, T. (1997). *Reverie and interpretation*. Northvale, NJ: Iason Aronson.

Oxford English Dictionary. (1971). 2nd ed. New York: Oxford university Press.

Pally, R., & Olds, D. (1998). Consciousness: A neuroscience perspective. *International Journal of Psychoanalysis, 79*, 971-988.

Perls, F., Hefferline, R., & Goodman, P. (1951). Gestalt therapy: Excitement and growth in the human personality. New York: Dell.

Piaget, J. (1952). *The origins of intelligence in children*. New York: International Universities Press.

Piaget, J. (1971). *Biology and knowledge*. Chicago: University of Chicago Press.

Pipp, S., & Harmon, R. (1987). Attachment as regulation: A commentary. *Child Development, 58*, 648-652.

Prigogine, I. (1997). *The end of certainty: Time, chaos, and the new laws of nature*. New York: Free Press.

Prigogine, I., & Stengers, I. (1984). *Order out of chaos: Man's new dialogue with nature*. New York: Basic Books.

Quine, W. V. (1960). *Word and Object*. Cambridge: MIT Press.

Renik, O. (1999). Playing one's cards face up in analysis. *Psychoanalytic Quarterly, 68*, 521-540.

Rizzolatti, G., Fogassi, L., & Gallese, V. (2001). Neurophysiological mechanisms underlying the understanding and imitation of action. *Neuroscience, 2* (9), 661-670.

Rochat, P. (Ed.). (1999). *Early sociaf cognition*. Hillsdale, NJ: Erlbaum.

Rommetveit, R. (1974). *On Message Structure: A Framework for Language* and Communication. New York: Wiley Press.

Ruby, P., & Decety, J. (2001). Effect of subjective perspective taking during simulation of action: A PET investigation of agency. *Nature Neuroscience, 4* (5), 546-550.

Sabbagh, M. (2004, June). Understanding orbitofrontal contributions to the-ory of mind reasoning: Implications for autism. *Brain and Cognition, 55* (1), 209-219.

Safran, J., Muran, J., & Proskurov, B. (2008). Alliance, negotiation, and rupture resolution. In R. Lvey & J. Ablon (Eds.), *Handbook of evidence-based psychodynamic psychotherapy* (pp. 201-225). New York: Humana Press / Springer.

Sander, L. (1962). Issues in early mother-child interaction. *Journal of the American Academy of Child and Adolescent Psychiatry, 1*. 141-166.

Sander, L. (1965). Interactions of recognition and the developmental processes of the second 18 months of life. Talk presented at Tufts-New England Medical Center, Boston, MA.

Sander, L. 1975. Infant and caretaking environment: Investigation and con-ceptualization of adaptive behavior in a system of increasing complexity. In E. James Anthony (Ed.), *Explorations in child psychiatry* (pp. 129-166). New York: Plenum Press.

Sander, L. (1980). Investigation of the infant and its caregiving environment as a biological system. In S. Greenspan & G. Pollock (Eds.), *The course of life*: *Vol. 1. Infancy and early childhood* (pp. 177-201). Adelphi, MD: National Institute of Mental Health.

Sander, L. (1983). Polarity, paradox, and the organizational process in development. In J. Call, E. Galenson, & R. Tyson (Eds.), *Frontiers of infant psychiatry* (pp. 333-346). New York: Basic Books.

Sander, L. (1984). The Boston University Longitudinal Study—prospect and retrospect after twenty five years. In J. Call, E. Galenson, & R. Tyson (Eds.), *Frontiers of infant psychiatry* (Vol. 2, pp. 137-145). New York: Basic Books.

Sander, L. (1985). Toward a logic of organization in psychobiological devel-opment. In H. Klar & L. Siever (Eds.), *Biologic response styles*: *Clinical implica-tions* (American Psychological Association Monograph). Washington, DC: American Psychological Association.

Sander, L. (1987). Awareness of inner experience: A systems perspective On self-regulatory process in early development. *Child Abuse and Neglect, 11*, 339-346.

Sander, L. (1988). The event-structure of regulation in the neonate-caregiver system as a biological background for early organization of psychic structure. In A. Goldberg (Ed.), *Frontiers in self psychology* (pp. 64-77). Hillsdale, NJ: Analyric Press.

Sander, L. (1991, June). *Recognition process*: *Specificity and organization in early human development.* Paper presented at the conference on The Psychic Life of the Infant, at the University of Massachusetts, Amherst, MA.

Sander, L. (1995a). Identity and the experience of specificity in a process of recognition. *Psychoanalytic Dialogues, 5*, 579-593.

Sander, L. (1995b, April). *Thinking about developmental process*: *Wholeness, specificity, and the organization of conscious experiencing.* Invited address presented at the annual meeting of the Division of Psychoanalysis, American Psychological Association, Santa Monica, CA.

Sander, L. (1997). Paradox and resolution: From the beginning. In S. Green-span, S. Wieder & J. Osofsky (Eds.), *Handbook of child and adolescent Psychiatry*: *Volume 1. Infants and preschoolers*: *Development and syndromes* (pp. 153-159). New York: Wiley.

Sandler, J. (1987). *Prjection, identification, projective identification.* New York: International Universities Press.

Sandler, J., & Fonagy, P. (Eds.). (1997). *Recovered memories of abuse*: *True or false.* London: Karnac Books and International Universities Press.

Sartre, J-P. (1976). *L'être et le néant.* Paris: Tel Gallimard. (Original work published 1943)

Schacter, D., & Moscovitch, M. (1984). Infants, amnesia and dissociable memory systems. In M. Moscovitch (Ed.), *Infant memory* (pp. 173-216). New York: Plenum.

schafer, R. (1992). *Retelling a life.* New York: Basic Books.

Schiller, C. (Ed.). (1957). *Instinctive behavior: The development of a modern Concept.* New York: International Universities Press.

Schore, A. (1994). *Affect regulation and the originsofthe self:The neurobiology of emotional development.* Hillsdale, NJ: Erlbaum.

Schwaber, E. (1998). The non-verbal dimension in psychoanalysis: 'State' and its clinical vicissitudes. *International Journal of Psychoanalysis, 79,* 667-680. It's fine this way.

Searle, J. (1969). *Speech acts: An essay in the philosophy of language.* New York: Cambridge University Press.

sheets-Johnstone, M. (1999). *The primacy of movement.* Amsterdam: John benjamins.

Spangler, G., & Grossmann, K. (1993). Biobehavioral organization in securely and insecurely attached infants. *Child Development, 64,* 1439-1450.

Spitz, R. A. (1957). *No and yes—On the genesis of human communication.* New York: International Universities Press.

Sroufe, A. (1999). Implications of attachment theory for developmental psy-chopathology. *Development and Psychopathology, 11,* 1-13.

Stechler, G. (1993). *CasePresentation.* Paper presented at the symposium onthe Enigma of Change in Psychodynamic Therapy II, Boston, MA., May 1993

Stechler, G. (2003). Affect: The heart of the matter. *Psychoanalytic Dialogues.* 13, 711-726.

Sterba, R. (1934). The fate of the ego in analytic therapy. *Internalional Journal of Psychoanalvsis, 15,* 117-126.

Sterba, R. (1940). The dynamics of the dissolution of the transference resist-ance. *Psychoanalytic Quarterly, 9,* 363-379.

Stern, D. B. (1997). *Unformulated experience: From Dissocation to Imagination in Psychoanalysis* Hillsdale, NJ: Analytic Press.

Stern, D. N. (1971). A micro-analysis of mother-infant interaction: Behaviors regulating social contact between a mother and her three-and-a-half-month-old twins. *Journal of the American Academy of Child Psychiatry, 10,* 501-517.

Stern, D. N. (1977). *The first relationship: Infant and mother.* Cambridge, MA: Harvard University Press.

Stern, D. N. (1983). The early development of schemas of self, other, and "self with other." In J. Lichtenberg & S. Kaplan (Eds.), *Reflections on self psychology* (pp. 49—84). Hillsdale, NJ: Analytic Press.

Stern, D. N. (1985). *The interpersonal world of the infant: A view from psychoanalysis and developmental psychology.* New York: Basic Books.

Stern, D. N. (1994). One way to build a clinically relevant baby. *Infant Mental Health Journal, 15* (1), 9-25.

Stern, D. N. (1995). *The motherhood constellation:A unified view of parent-infant psychotherapy.* New York: Basic Books.

Stern, D. N. (2004). *The present moment in psychotherapy and everyday life.* New York:

Norton.

Stern, D. N., Hofer, L., Haft, W., & Dore, J. (1984) Affect attunement: The sharing of feeling states between mother and infant by means of intermodal fluency. In T. Field & N. Fox (Eds.), *Social Perception in Infants.* Norwood, NJ: Ablex, 1984, 249-268.

Stern, D. N., Sander, L., Nahum, J., Harrison. A., Lyons-Rutht, K., Morgan, A., et al. (1998). Non-interpretive mechanisms in psychoanalytic therapy: The "something more" than interpretation. *International Journal of Psychoanalysis, 79,* 903-921. (see above, Boston CPSG Report I).

Stern-Bruschweiler, N., & Stern, D. N. (1989). A model for conceptualizing the role of the mother's representational world in various mother-infant therapies. *Infant Mental Health Journal, 10,* 142-156.

Stolorow, R. (1997). Dynamic, dyadic, intersubjective systems: An evolving paradigm for psychoanalysis. *Psychoanalytic Psychology, 14* (3). 337-346.

Stolorow, R. (2007). Trauma and the "ontological unconscious." Ch 5, pp 23-31. In: Stolorow, R., *Trauma and human existence: Autobiographical, psychoanalytic, and philosophical reflections.* New York: Routledge.

Stolorow, R., & Atwood, G. (1992). *Contexts of being.* Hillsdale, NJ: Analytic Press.

Stolorow, R., Atwood, G., & Brandchaft, B. (Eds.). (1994). *The intersubjective perspective.* Northvale, NJ: Jason Aronson.

Strachey, J. (1934). The nature of the therapeutic action of psychoanalysis. In M. Bergmann & F. Hartman (Eds.), *The evolution of psychoanalytic technique* (pp. 331-360). New York: Basic Books.

Thelen, E. (1989). Self-organization in developmental processes ; Can sys-tems approaches work?In M. Gunnar & E. Thelen (Eds.), *Minnesota symposia in child psychology* (pp. 22, 77-117). Hillsdale, NJ: Erlbaum.

Thelen, E., & Smith, L. (1994). *A dynamic systems approach to the development of cognition and action.* Cambridge, MA: MIT Press.

Thomä, H., & Kachele, H. (1987). *Psychoanalytic practice: Vol. 1. Principles.* Berlin: Springer-Verlag.

Toiíbiín, C. (2004). *The master.* New York: Scribner.

Tomasello, M. (1999). *The cultural origins of human cognition.* Cambridge, MA: Harvard University Press.

Tomasello, M., Carpenter, M., Call, J., Behne, T, & Moll, H. (2005). Under-standing and sharing intentions: The origins of cultural cognition. *Behavioral and Brain Sciences, 28,* 675-691.

Tranel, D., & Damasio, A. (1993). Covert learning of affective valence does not require structures in hippocampal system or amygdala. *Journal of Cognitive Neuroscience, 5,* 79-88.

Trevarthen, C. (1979). Communication and cooperation in early infancy: A description of primary intersubjectivity. In M. Bullowa (Ed.), *Before speech* (pp. 321-347). London: Cambridge University Press.

Trevarthen C. (1980). The foundations of intersubjectiviy: Development of interpersonal and cooperative understanding in infants. In D. Olson (Ed.), *The social foundations of language and thought* (pp. 382-403). New York: Norton.

Trevarthen, C. (1993). Brain, science and the human spirit. In J. B. Ashbrook with P. D. MacLean (Eds.), *Brain, culture and the human spirit* (pp. 129-181). Lanham, MD: University Press of America.

Tronick, E. (1989). Emotions and emotional communication in infants. *American Psychologist, 44* (2), 112-119.

Tronick, E. (Ed.). (1998). Interactions that effect change in psychotherapy: A model based on infant research [Special issue]. *Infant Mental Health Journal, 19* (3), 277-353.

Tronick, E., Als, H., & Adamson, L. (1979). Mother-infant face-to-face com-municative interaction. In M. Bullowa (Ed.), *Before speech: The beginnings of human communication* (pp. 349-373). Cambridge, UK: Cambridge University Press.

Tronick, E., Als, H., Adamson, L., Wise, S., & Brazelton. T. B. (1978). The in-fant's response to entrapment between contradictory messages in face-to-faceinteraction. *Journal of the American Academy of Child and Adolescent Psychiatry, 17,* 1-13.

Tronickt, E., Bruschweiler-Stern, N., Harrison, A. M., Lyons-Ruth, K., Morgan, A. C., Nahum, J. P., Sander, L. W, & Stern, D. N. (1998). Dyadically expanded states of consciousness and the process of therapeutic change. *Infant Mental Health Journal, 19 (3),* 290-299.

Tronick, E., & Cohn, J. (1989). Infant-mother face-to-face interaction: Age and gender differences in coordination and the occurrence of miscoordination. *Child Development, 60,* 85-92.

Tronick, E., & Weinberg, K. (1997). Depressed mothers and infants: The failure to form dyadic states of consciousness. In L. Murray & P. Cooper (Eds.), *Postpartum depression and child development* (pp. 54-85). New York: Guilford Press.

van IJzendoorn, M. (1995). Adult attachment representations, parental re-sponsiveness, and infant attachment: A meta-analysis on the predictive validity of the Adult Attachment Interview. *Psychological Bulletin, 117,* 387-403.

Varela, F. Lachaux, J. P., Rodrigues, E., & Martinerie, J. (2001). The brainweb: Phases synchronization and large-scale integration. *Nature Reviews Neuroscience,* 2 (4), 229-239.

Varela, E J., Thompson, E., & Rosch, E. (1993). *The embodied mind: Cognitive science and human experience.* Cambridge, MA: MIT Press.

Von Bertalanffy, L. (1952). *Problems of life.* New York: Harper.

Vygotsky, L. S. (1962). *Thought and language* (E. Hanfmann & G. Vakar, Trans.). Cambridge, MA: MIT Press. (Original work published 1934)

Vygotsky, L. S. (1986). *Thought and language* (A. Kosulin, Trans. and Ed., Rev. ed.). Cambridge, MA: MIT Press. (Original work published 1934)

Waldron, S., Scharf, R. D., Crouse, J., Firestein, S. K., Burton, A., & Hurst, D. (2004). Saying the right thing at the right time: A view through the lens of the Analytic Process Scales (APS). *Psychoanalytic Quarterly, 73,* 1079-1125.

Wleiss, P. (1947). The problem of specificity in growth and development. *Yale Journal of Biology and Medicine, 19,* 234-278.

Weiss, P (1949). The biological basis of adaptation. In J. Romano (Ed.), *Adaptarion* (pp. 1-22). Ithaca, NY: Cornell University Press.

Weiss, P. (1970). Whither life science? *American Scientist, 58*, 156-163.

Westen, D., & Gabbard, G. (2002a). Developments in cognitive neuroscience: I. Conflict, compromise, and connectionism. *Journal of the American Psychoanalytic Association, 50* (1), 53-98.

Westen, D., & Gabbard, G. (2002b). Developments in cognitive neuroscience: II. Implications for theories of transference. *Journal of the American Psychoana-lytic Association, 50* (1), 99-134.

Winnicott, D. (1953). Transitional objects and transitional phenomena. In D. Winnicott, *Collected papers*: *Through pediatrics to psychoanalysis.* New York: Basic Books.

Winnicott, D. (1957). *The child and the family.* London: Tavistock.

Winnicott, D. (1965). The capacity to be alone. In D. Winnicott, *The maturational processes and the facilitating environment*: *Studies in the theory of emotional development.* London: The Hogarth Press and The Institute of Psychoanalysis.

Winnicott, D. (1971). Mirror role of mother and family in child development. In D. Winnicott, *Playing and reality* (pp. 111-118). London: Tavistock.

Zahavi, D. (1999). *Self-awareness and alterity*: *A phenomenological investigation.* Evanston, IL: Northwestern University Press.

Zahavi, D. (2003). How to investigate subjectivity: Natorp and Heidegger on reflection. *Continental Philosophy Review, 36*, 155-176.

Zetzel, E. R. (1956). Current concepts of transference. *International Journal of Psychoanalysis, 37*, 369-376.

Zetzel, E. (1966). The analytic situation. In R. E. Litman (Ed.), *Psychoanalysis in America* (pp. 86-106). New York: International Universities Press.